फर्स्ट-एड

प्राथमिक चिकित्सा

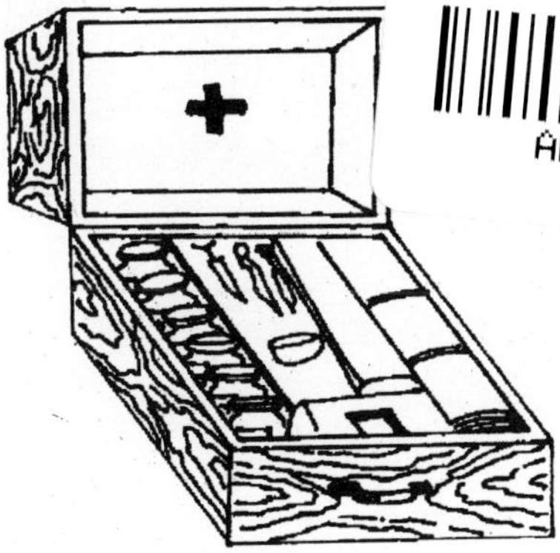

डा. राजीव शर्मा
(बी. एच. एम. एस., एम. डी.)
(पी. जी. एन., वाई. टी. एच., पी. एम. एस.)

डायमंड बुक्स

ISBN : 81-7182-693-8

प्रकाशक : **डायमंड पॉकेट बुक्स (प्रा.) लि.**
X-30, ओखला इंडस्ट्रियल एरिया, फेज-II
नई दिल्ली-110020
फोन : 011-41611861, 40712100
फैक्स : 011-41611866
ई-मेल : sales@dpb.in
वेबसाइट : www.dpb.in
संस्करण : 2019
मुद्रक : **आदर्श प्रिंटर्स, शाहदरा, दिल्ली**

FIRST AID (PRATHMIK CHIKITSA)
by : Dr. Rajiv Sharma

प्रस्तावना

प्राथमिक चिकित्सा के बारे में प्रत्येक घर के प्रत्येक बच्चे-बड़े को जानकारी होना आवश्यक है। न जाने कब, कहाँ हमें किसी की मदद करने का मौका मिल जाए। इस पुस्तक में प्राथमिक चिकित्सा से संबंधित सामग्री क्या हो, हड्डी टूटने पर, आग से जलने पर, रक्तस्राव होने पर क्या-क्या प्राथमिक कदम उठाने चाहिए और किस प्रकार हादसे के शिकार व्यक्ति-महिला-बच्चे की मदद की जा सकती है आदि सभी जानकारियां उपलब्ध कराई गई हैं।

पुस्तक के लेखन में मुझे वरिष्ठ सर्जन डॉ. पंकज अग्रवाल, वरिष्ठ फिजीशियन डॉ. डी. के. शर्मा व डॉ. अवनीश सिंह तथा वरिष्ठ आर्थोपेडिक सर्जन डॉ. प्रदीप मलिक व डॉ. गिरीश शर्मा का विशेष सहयोग प्राप्त हुआ। मैं सभी का व प्रकाशक नरेन्द्र कुमार जी का हृदय से आभारी हूं।

सादर

डॉ. राजीव शर्मा
आरोग्य ज्योति®
320-322, टीचर्स कालोनी,
बुलन्दशहर
फोन : (05732)-21793, 25398

लेखक परिचय

डॉ. राजीव शर्मा देश के प्रतिष्ठित होमियोपैथी, योग, प्राकृतिक व वैकल्पिक चिकित्सा परामर्शदाता हैं।

सैकड़ों पुस्तकें प्रकाशित हो चुकी हैं और निरंतर लेखन कार्य में संलग्न हैं। देश के कई ख्यातिलब्ध समाचार पत्र-पत्रिकाओं में भी आपके लेख प्रकाशित होते रहे हैं। आप अब तक हजारों लेख लिख चुके हैं। चिकित्सा जैसे क्लिष्ट विषय पर जनोपयोगी लेखन में आपका विशिष्ट योगदान है।

आप कई समाचार पत्र-पत्रिकाओं में सम्पादकीय सलाहकार हैं और विश्वविख्यात "एशियन होमियोपैथिक जनरल' के सम्पादक मंडल के सदस्य हैं।

अनेकों होमियोपैथिक व आयुर्वेदिक कम्पनियों में स्वास्थ्य सलाहकार डॉ. राजीव शर्मा की आकाशवाणी से अनेकों वार्ताएं प्रसारित हो चुकी हैं।

आप राष्ट्रीय स्तर पर "नशा मुक्ति व एड्स जागृति' अभियान से जुड़े हैं। अनेकों राष्ट्रीय-अंतर्राष्ट्रीय संगठनों से जुड़े डॉ. राजीव शर्मा को कई पुरस्कार प्राप्त हो चुके हैं। आप भारतीय जीवन बीमा निगम के स्वास्थ्य परीक्षण व उ. प्र. सरकार के मेडिकल ऑफिसर के रूप में कार्यरत हैं।

चिकित्सकीय लेखन में आपके योगदान के फलस्वरूप लाखों पाठक लाभान्वित हुए हैं व नित्य लाभ उठा रहे हैं। प्रस्तुत पुस्तक लेखक की एक श्रेष्ठ कृति है।

भूमिका

प्रिय डॉ. राजीव,

आपकी पुस्तक **"प्राथमिक चिकित्सा'** की पाण्डुलिपी देखी। प्रसन्नता हुई कि आपने सहज तरीके से प्राथमिक उपचार की विभिन्न स्थितियों का वर्णन किया है। प्राथमिक उपचार के समय सबसे अधिक आवश्यकता "प्रेजेंस ऑफ माइंड' की होती है। इसका तात्पर्य है कि समय रहते सही तरीके से सही सुविधा व उपचार उपलब्ध कराना और रोगी को अस्पताल पहुंचाना। इस दृष्टि से आपकी पुस्तक बहुत उपयोगी है क्योंकि इसमें बारीकी से ऐसी सभी स्थितियों का विवरण दिया गया है।

मैं एक सर्जन हूं और प्राथमिक उपचार की उपयोगिता से भली-भांति परिचित हूं। सड़क दुर्घटना हो, आग से झुलसने की घटना हो या दिल की धड़कन बंद होना-घटना स्थल पर मौजूद व्यक्ति ही सही तरीके से पीड़ित व्यक्ति की मदद कर सकता है, और यह तभी सम्भव है जब सहायता उपलब्ध कराने वाला व्यक्ति यह जानता हो कि घटना के समय रोगी को किस प्रकार सहायता पहुंचाई जा सकती है। आपकी पुस्तक इस दृष्टि से भी महत्वपूर्ण है। मैं पुस्तक की सफलता की कामना करता हूं और उम्मीद करता हूं कि पुस्तक से पाठकगण लाभान्वित होंगे।

शुभकामनाओं सहित
डॉ. पंकज अग्रवाल
एम. बी. बी. एस. एस.
वरिष्ठ शल्यक्रिया विशेषज्ञ
"आयुष्मान हॉस्पिटल'
निकट भूड़ रेलवे क्रासिंग
(क्लासिक होटल के सामने)
बुलन्दशहर (उ. प्र.)

विषय सूची

प्राथमिक सहायता के लिए आवश्यक सामग्री

प्राथमिक सहायता के लिए निम्नलिखित आवश्यक सामग्री होनी चाहिए–

(1) **स्वच्छ डॉक्टरी रूई**–घाव आदि साफ करने तथा दवा लगाने के लिए।
(2) **पिन**–पिन लगाकर पट्टी को रोका जा सकता है।
(3) **टेप**–अनेक स्थानों पर रूई रखकर टेप चिपकाया जाता है।
(4) **गाज**–घाव आदि को बाँधने के लिए।
(5) **कैंची**–पट्टी काटने के लिए।
(6) **दियासलाई व स्प्रिट लैंप**–कुछ यंत्र गर्म करने के लिए।
(7) **चम्मच एवं गिलास**–रोगी को दवा एवं दूध आदि पिलाने के लिए।
(8) **बड़ी पट्टियाँ**–घाव अथवा मोच बांधने के लिए।
(9) **मेज**–यह रखकर पट्टी बांधी जाती है।
(10) **खपंच**–हड्डी टूट जाने पर आपसी रखकर बांधा जाता है।
(11) **चिमटी**–कांटा चुभ जाने पर निकालने के लिए।
(12) **गर्म पानी की बोतल**–सेंक देने के लिए।
(13) **बर्फ की टोपी**–अधिक तेज बुखार में सिर पर रखी जाती है।
(14) **डॉक्टरी सुई व धागा**–ऊपरी जख्म सिलने के लिए।

उपर्युक्त सामग्री के अलावा कुछ दवाएं भी प्राथमिक सहायता करने वाले के पास होनी आवश्यक हैं।

कुछ मुख्य दवाओं के नाम इस प्रकार हैं–(1) टिंचर आयोडीन, (2) टिंचर बेन्ज़ीन, (3) रिलेक्सिल या आयोडेक्स (4) बरनॉल, (5) स्प्रिट, (6) ग्लिसरीन, (7) डेटाल, (8) पोटेशियम परमैंगनेट, (9) मरक्यूरीक्रोम, (10) एक्रीफ्लेविन लोशन, (11) ग्लूकोज, (12) बीटाडीन, (13) हाइड्रोजन परऑक्साइड, (14) एस्प्रिन, (15) डाइक्लोफेनेक सोडियम गोली (दर्द निवारक) (16) सारबीट्रेट (दिल का दौरा पड़ने पर गोली।

प्राथमिक सहायता करने वाले के आवश्यक गुण

किसी भी व्यक्ति के दुर्घटनाग्रस्त होते ही वैसे तो वहां उपस्थित सभी व्यक्ति उसकी सहायता करने का प्रयास करने लगते हैं। यह एक स्वाभाविक क्रिया है, क्योंकि मनुष्य एक सामाजिक प्राणी है, संवेदनशील है-किसी को कष्ट में देखकर उसकी संवेदना उभर पड़ती है, वह पीड़ित व्यक्ति की सहायता करना अपना प्रथम कर्त्तव्य समझता है। परन्तु वास्तविक रूप से हर कोई प्राथमिक सहायक नहीं हो सकता। योग्य प्राथमिक सहायक बनने के लिए व्यक्ति में निम्नलिखित गुण होने चाहिए–

आत्मविश्वास–प्रथम सहायक को आत्मविश्वासी होना चाहिए। कठिन परिस्थितियों में वही व्यक्ति सन्तुलित ढंग से व्यवहार कर पाता है जो आत्मविश्वासी हो।

सहानुभूति पूर्ण व्यवहार करने वाला–रोगी अथवा घायल व्यक्ति को उपचार के साथ-साथ अन्य व्यक्ति की सहानुभूति एवं सान्त्वना की भी बहुत आवश्यकता होती है। अतः प्राथमिक सहायक को सहानुभूतिपूर्ण व्यवहार करने वाला होना चाहिए।

धैर्यवान एवं आशावान–प्राथमिक सहायता करने वाले व्यक्ति को धैर्यवान तथा आशावान होना चाहिए। यदि प्राथमिक सहायक ही निराशा से भर जाए और अधीर हो जाए तो रोगी का बचना कठिन हो जाता है।

स्पष्ट भाषा–प्राथमिक सहायक को स्थानीय भाषा का सही ज्ञान होना चाहिए ताकि वह लोगों को दुर्घटना के रूप-स्वरूप की सही जानकारी हितैषियों को दे सके।

स्वस्थ एवं धीरज न खोने वाला–जब कोई आकस्मिक दुर्घटना घटित होती है तो अनेक बार सम्बंधित व्यक्ति की दशा बहुत ही दयनीय हो जाती है। ऐसी स्थिति में कमजोर हृदय वाला व्यक्ति स्वयं भी घबड़ा जाता है। उसके हाथ-पांव फूल जाते हैं। वह सहायता पहुंचाने के बजाय स्वयं चीखने-चिल्लाने और स्वयं घबराहट का प्रदर्शन करने लगता है। प्राथमिक सहायता पहुंचाने वाले को इस मामले में धैर्यवान होना चाहिए। पीड़ित व्यक्ति को वह उठा सके, सरका सके इसके लिए उसे स्वस्थ भी होना चाहिए।

चिकित्सा सम्बंधी ज्ञान–प्राथमिक चिकित्सक को मानव शरीर एवं शरीर के विभिन्न अंगों की क्रिया प्रणाली का प्रारम्भिक ज्ञान अवश्य होना चाहिए। इसके अतिरिक्त आवश्यक औषधियां एवं पट्टियां बांधने का भी ज्ञान होना चाहिए।

दूरदर्शी होना चाहिए–प्राथमिक सहायता पहुंचाने वाले व्यक्ति का एक मुख्य गुण दूरदर्शिता है। दूरदर्शी व्यक्ति दुर्घटना होते ही उसके परिणामों का सही अनुमान लगा लेता है।

साधन उपलब्धता–प्राथमिक सहायता करने वाले की ओर से रोगी अथवा घायल व्यक्ति को कुछ औषधियां अथवा अन्य सहायता दी जाती है। अतः प्राथमिक सहायक के पास उपचार एवं सहायता के अनिवार्य साधन उपलब्ध होने चाहिए।

चतुर एवं दक्षता–कोई भी दुर्घटना घटते ही बहुत ही चतुराई से काम लेना अनिवार्य है। चतुर व्यक्ति स्थिति की वास्तविकता को शीघ्र ही समझ लेता है तथा सही कदम उठाने में देर नहीं करता। प्राथमिक सहायक को सम्बंधित कार्यों में दक्ष होना चाहिए। रोगी व्यक्तियों को उठाने, बैठाने तथा सम्भालने में दक्षता अनिवार्य है।

विवेकशीलता–प्राथमिक सहायक को विवेकशील होना चाहिए। अनेक बार दुर्घटना के समय अनेक समस्याएं खड़ी हो ज्ञाती हैं। ऐसी स्थिति में विवेकशील सहायक सबसे पहले उसी कार्य को करता है जो सबसे अनिवार्य हो।

प्राथमिक चिकित्सा के मुख्य सिद्धांत

प्राथमिक सहायता एक व्यवस्थित एवं वैज्ञानिक ढंग से किया जाने वाला कार्य है। अतः इसे करने के लिए कुछ मौलिक सिद्धांतों एवं नियमों को जानना आवश्यक है। प्राथमिक सहायता के मुख्य सिद्धांत निम्नलिखित हैं–

वास्तविकता जानने का प्रयास–दुर्घटना होते ही प्राथमिक चिकित्सक को वास्तविकता जानने का प्रयास करना चाहिए–

(1) क्या शरीर की कोई हड्डी तो नहीं टूट गयी?

(2) यदि घाव हुए हैं तो कहां-कहां हुए हैं?

(3) शरीर का कोई अंग दबा या कुचला तो नहीं गया?

(4) व्यक्ति को सांस लेने में कठिनाई तो नहीं हो रही है?

(5) शरीर के किसी अंग से रक्त तो नहीं बह रहा?

(6) कोई विष तो नहीं खाया गया है?

चिकित्सक से सम्पर्क–यदि दुर्घटना गम्भीर हो तो योग्य चिकित्सक से सम्पर्क करना चाहिए। सम्पर्क के लिए यदि सम्भव हो तो टेलीफोन से काम लेना चाहिए, अन्यथा किसी विश्वसनीय व्यक्ति को चिकित्सक के पास तुरन्त भेजना चाहिए।

रोगी को कृत्रिम रूप से सांस दिलाना–यदि रोगी की श्वास थम रही हो तो उसे कृत्रिम सांस देना या दिलाने का प्रयास करना चाहिए।

रक्त का बहना रोकना–यदि चोट अथवा किसी अन्य कारण से रक्त बह रहा है तो रक्तस्राव को रोकने का प्रयास करना चाहिए, इसके लिए पट्टियां बांधी जा सकती हैं।

शरीर को गर्म रखना–यदि व्यक्ति घायल हो गया हो तथा शरीर से रक्त बह रहा हो और वह होश में हो तो उसे गर्म पेय दूध अथवा चाय पिलानी चाहिए।

दवा लगाकर पट्टी बांधना–चोट पर शीघ्र ही कोई कीटाणुनाशक दवा लगाकर पट्टी बांध देना चाहिए। इससे बाहरी रोगाणु प्रवेश नहीं कर पाते।

घायल अंग को सहारा देना–जिस अंग में मुख्य रूप से चोट लगी हो उसे सहारा देकर आरामदायक स्थिति में रखना चाहिए, क्योंकि अंग के लटकने अथवा अस्त-व्यस्त रहने से अधिक पीड़ा होती है तथा रक्त भी अधिक बहता है।

बेहोश व्यक्ति को होश में लाना–यदि रोगी बेहोश हो गया हो तो उसे होश

में लाने का प्रयास करना चाहिए। इसके लिए रोगी को खुली हवा में लिटाना चाहिए तथा पंखा झेलना चाहिए। यदि आवश्यकता हो तो पानी के छींटे भी दिये जा सकते हैं।

घायल व्यक्ति को अधिक न हिलाना-डुलाना—यदि व्यक्ति घायल हो तो उसे अधिक हिलाना-डुलाना नहीं चाहिए। इससे अधिक तकलीफ होती है।

आसपास की भीड़ हटाना—रोगी को स्वच्छ हवा मिल सके इसलिए उसके आसपास लगी भीड़ को हटा देना चाहिए। जो लोग पास रहें वे भी शान्त रहें और प्राथमिक सहायता करने में सहयोग दें।

विष निकालने का प्रयास—यदि विष की आशंका हो तो विष को निकालने का प्रयास करना चाहिए। यदि विष निकालना कठिन हो तो उसके प्रभाव को कम करने का प्रयास करना चाहिए।

□ □ □

किस्म-किस्म की पट्टियां

प्राथमिक चिकित्सा में कदम-कदम पर पट्टी बांधने की जरूरत पड़ती है। चोट लगे तो पट्टी, घाव हो तो पट्टी, रक्तस्राव में पट्टी, हड्डी टूटने व मोच लगने में पट्टी किसी अंग में दर्द हो तो पट्टी "फर्स्ट एड' में पट्टी (बैंडेज) का बहुत महत्व है। अतः प्राथमिक चिकित्सा के लिए किस्म-किस्म की पट्टियों व उनमें लगने वाली गांठों का ज्ञान प्राप्त कर लेना सर्वाधिक आवश्यक है।

पट्टियों को अनेक प्रकार से इस्तेमाल में लाया जा सकता है। कई बार सूखी पट्टी लपेटी जाती है तो कई बार गीली। अधिकांशतः पट्टी का इस्तेमाल दवा लगाने के बाद, रुई का लेप लगाकर, उसके ऊपर किया जाता है। ऐसा भी होता है कि किसी अंग को बाहरी हवा अथवा धूल से बचाना हो तो भी पट्टी बांध दी जाती है। रक्तस्राव को रोकने के लिए भी बैंडेज कारगर उपाय है।

यों तो पट्टी मामूली प्रशिक्षण प्राप्त चिकित्सक भी बांध सकता है, मगर हड्डी के टूटने, खिसकने या उखड़ने के मामले में पट्टी बांधना अतिरिक्त एहतियात की मांग करता है। मोच के निदान में पट्टी सावधानीपूर्वक बांधनी चाहिए।

किस्म-किस्म की पट्टियां किसी भी केमिस्ट की दुकान पर सहज ही उपलब्ध है, मगर वक्त पर बाजार में उपलब्ध न हो तो घर में मौजूद मलमल, लटठे, फलालीन, मारकीन आदि साफ कपड़ों को भी बैंडेज के रूप में प्रयोग में लाया जा सकता है।

फर्स्ट एड बॉक्स में पट्टियों को हमेशा "रोल' करके रखें, इससे बैंडेज बांधने में सुविधा होती है। जब तक आवश्यक न हो, पट्टी को कस कर न बांधे। रक्त-स्राव रोकने आदि के केसों में बैंडेज खासी सख्त बांधी जाती है। घाव अथवा चोटों पर पट्टी मध्यम ढंग से कसी हुई ही बांधे। इसके लिए पट्टी 15 सेंटीमीटर तक चौड़ी काफी रहेगी। वैसे आपके पास पांच-दस सेंटीमीटर से लेकर तीस सेंटीमीटर तक चौड़ी पट्टी हमेशा मौजूद रहनी चाहिए। अधिक चौड़ी पट्टियां "फ्रैक्चर' के केसों में काम आती है।

पट्टी बांधते समय ध्यान रखें कि उसके लपेटने की विधि सही हो। बैंडेज का सिरा अंग (विक्षत) पर रखकर "रोल' को बाएं से दाएं घुमाते जाएं-यानी "रोल' को भीतर से बाहर की ओर निकालते हुए पट्टी बाधें। बैंडेज इतना ही कसा हुआ हो, ताकि वह अपनी जगह से खिसके नहीं।

बैंडेज बांधकर ही आपका काम समाप्त नहीं हो जाता है। ध्यान रहे, जिस प्रकार हमें ताजा हवा और रोशनी की जरूरत रहती है, वैसे ही हमारे अंगों को भी और घायल अंग पर पट्टी लम्बी अवधि तक बंधी रहे तो वह स्थान सड़ने लगता है। इसलिए जरूरी है कि अधिक दिनों तक पट्टी बांधनी हो तो हर रोज नए सिरे से पट्टी बांधनी चाहिए। घाव अथवा चोट पर नयी पट्टी बदलते वक्त पहले अंग को साफ कर लें, नए सिरे से दवा लगाएं, रुई लगाएं, उसके बाद ऊपर से नयी साफ-सुथरी पट्टी बांधे। पट्टी का कसाव अगर मरीज न सह सके अथवा उसे अंग संचालन में असुविधा महसूस हो तो पट्टी का कसाव मध्यम दर्जे का रखें।

पट्टी बांधने के बाद गांठ लगाना भी बड़ा एहतियात का काम है। गांठ ऐसी जगह न लगाएं कि उसके ठीक नीचे ही विक्षत अंग हो। विक्षत अंग से कुछ-दूर गांठ बांधे। गांठों की अलग-अलग विधियां आगे बतायी गयी हैं।

ढीली पट्टी–जब जोड़ों के आस पास किसी अंग पर पट्टी बांधनी हो तो उसका कसाव कम रखना चाहिए, ताकि अंग-संचालन उचित ढंग से हो सके। कुछ नाजुक अंगों पर भी बैंडेज का बंधन ढीला ही रखें। आंख पर या आंख के आस-पास बैंडेज का कसाव सर्वथा वर्जित है।

कसी पट्टी–कसी पट्टी अधिकांशतः स्थूलकाय प्राणियों के लिए उचित है, क्योंकि मांसल अंगों पर कसी हुई पट्टी ही टिक पाती है। वैसे सामान्य स्वास्थ्य वाले मरीज के भी उन स्थानों पर जो स्थूल व मांसल होते हैं, कसी हुई पट्टी ही बांधनी चाहिए। जांघों, नितम्ब, पिन्नी अथवा कुहनी के ऊपर भागों में बैंडेज कसा हुआ ही बांधे।

मध्यम पट्टी–जब पट्टी न अधिक कसी हुई बांधनी हो और न अधिक ढीली तो मध्यम ढंग से पट्टी का कसाव रखें। ऐसी पट्टियां ऐसे अंगों पर बांधी जाती है, जहां अंगों की आंतरिक मशीनरी को उचित ढंग से काम करते रहने की कोई असुविधा न पहुंच सके। विशेषकर वक्षस्थल के क्षेत्र में पट्टी का कसाव मध्यम रखें, वरना मरीज को भारीपन महसूस होगा। इसके अलावा पीठ, पेट, टांगों, बांहों, गले, शिश्न व कमर में भी मध्यम ढंग की कसी हुई बैंडेज बांधना उचित है।

ये तो हुए बैंडेज बांधने में कसाव के बारे में कुछ सुझाव। अब नीचे कुछ नाम दिए जा रहे हैं, जिनसे पट्टियों के विभिन्न स्वरूपों के बारे में बताया गया है-

घुमावदार पट्टी–यह अंगों पर दाएं से बाएं (अंदर से बाहर) रोलिंग करते हुए बांधी जाती है।

त्रिकोणात्मक पट्टी–यह तीन कोनों की पट्टी होती है, जो शरीर के चौड़े अंगों पर बांधी जाती है। जैसे छाती, पीठ अथवा पेट पर।

अनेक पुच्छी पट्टी–यह एक चौड़ी पट्टी को समान्तर रेखाओं में अनेक टुकड़ों

में काटकर बनायी जाती है और घावों आदि पर लगाई जाती है।

क्रास (T) के आकार की पट्टी–यह पट्टी शिश्न अथवा मलद्वार पर बांधी जाती है।

चिपकने वाली पट्टी–चिपकने वाली पट्टी (टेप) का बना-बनाया रोल केमिस्ट की दुकान पर मिल जाता है। विक्षत अंग मामूली चोट ग्रस्त हो अथवा छोटा-मोटा फोड़ा-फुंसी घाव निकले तो उस पर चिपकने वाली पट्टी चिपका देनी चाहिए। घाव संक्रमक हो या बढ़ जाए तो उस पर मरहमयुक्त रुई लगाकर ऊपर से "क्रास' के आकार की चिपकने वाली पट्टी चिपका देनी चाहिए, ताकि रुई खिसके नहीं कई बार ऐसा होता है कि कपड़े की पट्टी बांधते वक्त उस पर किसी कारण वश गांठ लगाना उचित नहीं होता, ऐसी हालत में पट्टी को चिपकने वाली टेप से बांध दिया जाता है।

फर्स्ट एड चिकित्सक को सलाह दी जाती है कि हड्डी खिसकने या टूटने वाले केसों अथवा सिर की भयावह चोटों में पट्टी बांधने का ढंग चूंकि काफी तकनीकी-युक्त होता है, अत: कोशिश यह की जानी चाहिए कि मरीज को तत्काल डॉक्टर के पास पहुंचा दिया जाए।

सिर पर चोट लगने की स्थिति में–सिर पर सामान्य चोट लगे तो साढ़े सात सेंटीमीटर चौड़ी पट्टी को सिर पर बांध लेना चाहिए। इसे उसी तरह बांधे, जिस प्रकार पगड़ी बांधी जाती है। एक और तरीका है-वह यह कि पट्टी को ठोढ़ी से लेकर सिर के चारों ओर लपेट दिया जाए।

अस्थि-भंग में पट्टी–अस्थि-भंग की स्थिति में मरीज को अपना अंग इधर-उधर न हिलाने दें। अंग को सामान्य स्थिति में लाकर (यानी हड्डी को प्राकृतिक आधार देकर) उस पर पट्टी बांध दें। हाथ अथवा कलाई में हड्डी टूटे खिसके तो उस पर पट्टी बांधकर एक चौड़ी पट्टी के सहारे से हाथ को कंधे से लटका देना चाहिए।

गांठ कैसे लगाएं

पट्टी बांध लेना ही काफी नहीं होता, उस पर उचित ढंग से गांठ लगाना भी बेहद आवश्यक है।

गांठ हमेशा ऐसी जगह लगानी चाहिए, जिससे विक्षत अंग पर आघात न पहुंचे।

गांठ हमेशा ऐसी लगानी चाहिए, जो कुछ ही देर में अपने आप खुल न जाए।

पट्टी बांधने के बाद गांठ का लगाना एक अनिवार्य योग्यता है।

यहां कुछ गांठों के नमूने दिए जा रहे हैं, जिन्हें आवश्यकतानुसार लगाया जा सकता है।

रीफ नाट–रीफ नामक यह गांठ बेहद मजबूत होती है इसको लगाना जितना आसान है खोलना भी उतना ही आसान।

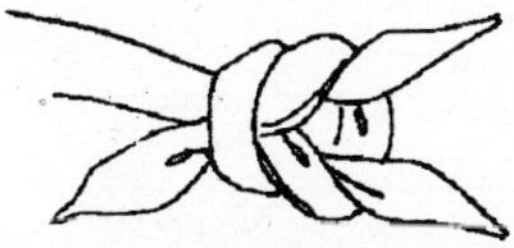

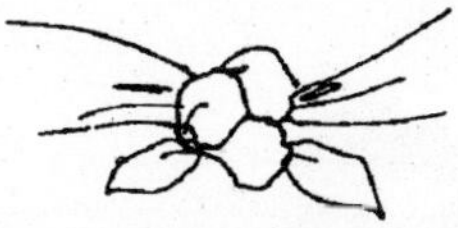

(रीफ नाट) (क) (ख)

जब आप किसी की पट्टी बांधे तो बांधने के बाद ऊपरी सिरे को चीर दें। दोनों चीरे हुए हिस्सों में से एक हिस्से को पट्टी की तरह एक बार और घुमा लें और फिर दूसरे सिरे से मिलाकर एक हल्की गांठ लगा दें और उसी के ऊपर सिरे मिलाकर एक और गांठ। दूसरी गांठ को मनचाहा दबाव देकर गांठ जितनी चाहें, उतनी कसें यही रीफ नाट कहलाती है।

ग्रेनी गांठ–यह भी रीफ नाट से मिलती-जुलती गांठ है। पट्टी बांधकर सिरे को दो भागों में चीर लें और एक सिरे को पट्टी की भांति लपेट कर दूसरे सिरे के साथ हल्की गांठ के साथ बांधें। अब दूसरी गांठ लगा दें–मनचाहा दबाव देकर। यह दूसरी गांठ रीफ नाट की तरह न लगाएं। इसका अन्तर नीचे के चित्र से स्पष्ट है।

यह गांठ प्रायः खुल जाती है, अतएव पट्टियों में इसका कम ही प्रयोग किया जाता है।

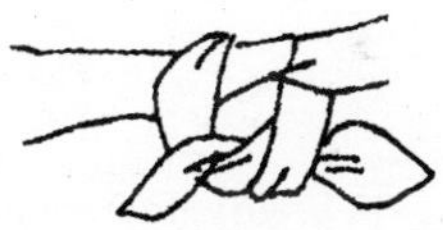

ग्रेनी नाइट

गांठ न लगाने की स्थिति में–गांठ लगाने में जरा भी दिक्कत महसूस हो तो उसमें वक्त बरबाद न करें। पट्टी बांधकर उसे चिपकने वाले टेप से भी कसा जा सकता है।

वैसे आप चाहें तो पट्टी को सेप्टी पिन लगा कर भी बांध सकते हैं।

लटकन (स्लिंग)–आपने प्रायः ऐसे लोगों को देखा होगा, जो कलाई पर पट्टी बांधे बांह को कंधे के सहारे लटका देते हैं। वस्तुतः इन लोगों की बांहों की हड्डी में फ्रैक्चर होता है।

इस प्रकार की पट्टियों को लटकन या झोली कहते हैं–यह अंग्रेजी शब्द स्लिंग

का हिन्दी पर्याय है।

यह स्लिंग पट्टियां कई तरीकों से बांधी जाती है।

यहां हम कुछ चित्र दे रहे हैं, जिन्हें देखकर आप स्लिंग के प्रयोग का शिक्षण प्राप्त कर सकते हैं। हड्डी के खिसकने या टूटने की स्थिति में आप आवश्यकतानुसार इनका प्रयोग कर सकते हैं–

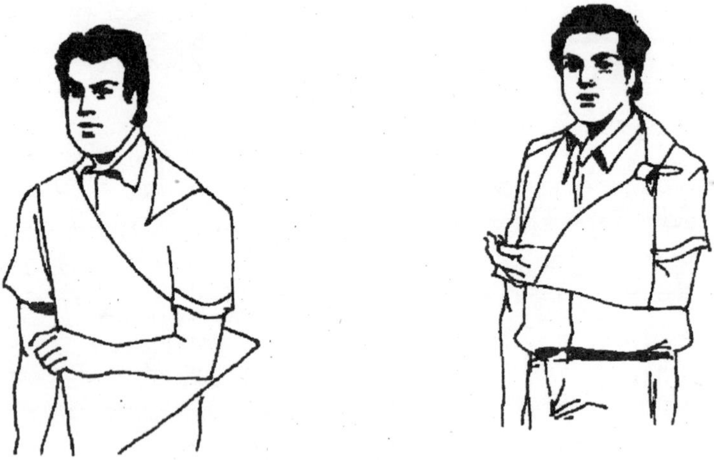

(स्लिंग)

उंगलियों पर पट्टी बांधना :

हाथ अथवा पैर की उंगलियों पर पट्टी बांधनी हो तो कम चौड़ी वाली पट्टी का इस्तेमाल करें। इसके लिए पांच–छः सेंटीमीटर चौड़ी पट्टी ठीक रहेगी।

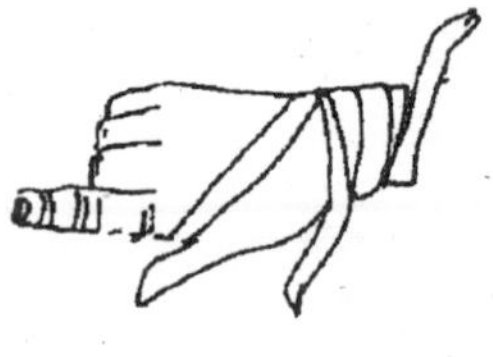

(उंगली का बैंडेज)

यहां कुछ चित्र दिए जा रहे हैं, जिनकी मदद से उंगलियों में पट्टी बांधने का ढंग सीखा जा सकता है–

कुहनी पर पट्टी :

कुहनी पर भी जरूरत पड़ने पर कम चौड़ी वाली पट्टी का इस्तेमाल करें।

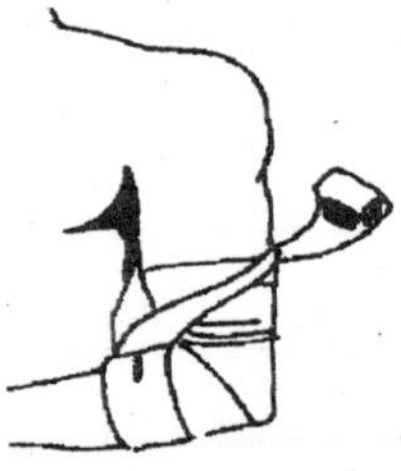

(कुहनी पर बैंडेज)

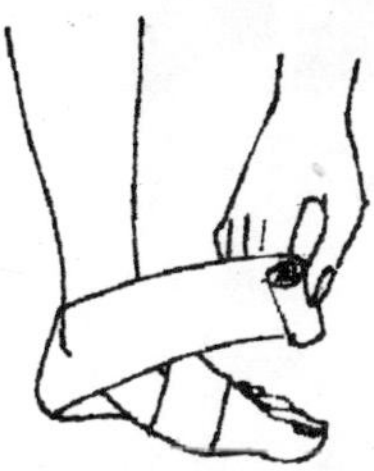

(एड़ी पर बैंडेज)

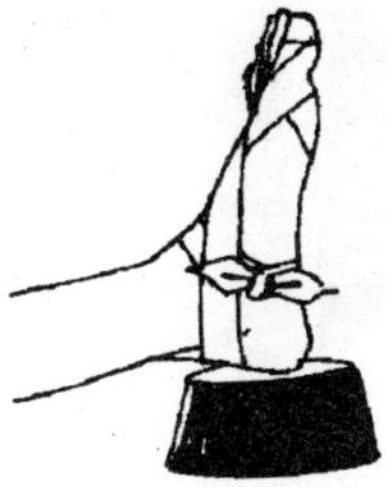

(पैर के अंगूठे की पट्टी)

चित्र से स्पष्ट है कि पट्टी कैसे बांधें?

एड़ी पर पट्टी :

एड़ी पर पट्टी बांधने के लिए साढ़े सात सेंटीमीटर चौड़ी पट्टी को प्रयोग में लाएं। चित्र में देखिए, एड़ी में पट्टी कैसे बांधी जाए?

आंख में पट्टी :

आंख में पट्टी लगाने से पहले, जिस आंख पर पट्टी बांधनी हो, उस पर रुई लगा लें–इसके बाद पट्टी बांधे। ध्यान रहे, आंख पर पट्टी का कसाव सख्त न रखें, और न ही सख्त गांठ लगाएं।

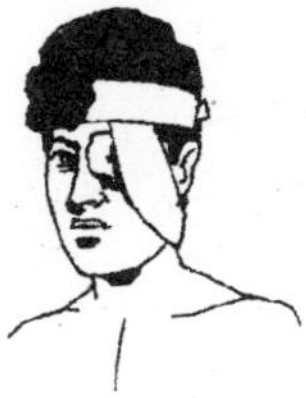

(आंख की पट्टी)

किस्म-किस्म की पट्टियां :

पट्टियों के जितने प्रकारों के ऊपर उल्लेख किया जा चुका है, सामान्य तौर पर फर्स्ट एड चिकित्सक का इन्हीं से काम चल जाता है।

वैसे पट्टियों को बांधने के तो और भी अनेक तरीके हैं, जो अंग-विशेष में बांधी जाती है। जैसे–

पेट में पट्टी बांधना, ठोढ़ी पर पट्टी बांधना, हथेली पर पट्टी बांधना, पैर की तली में पट्टी बांधना, गले में पट्टी बांधना, जबड़े पर पट्टी बांधना,

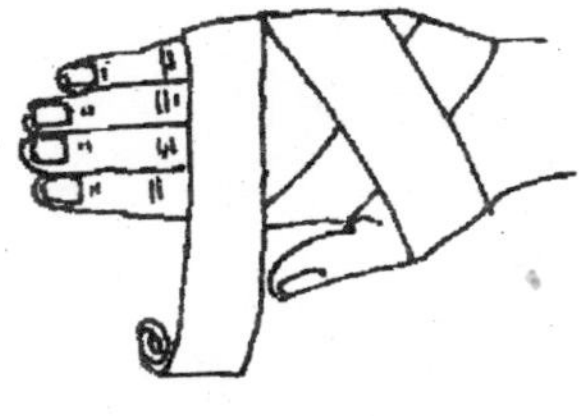

(हथेली की पट्टी)

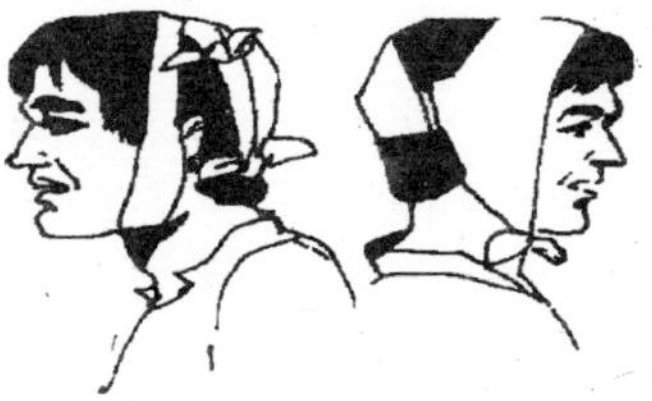

(जबड़े की पट्टी)

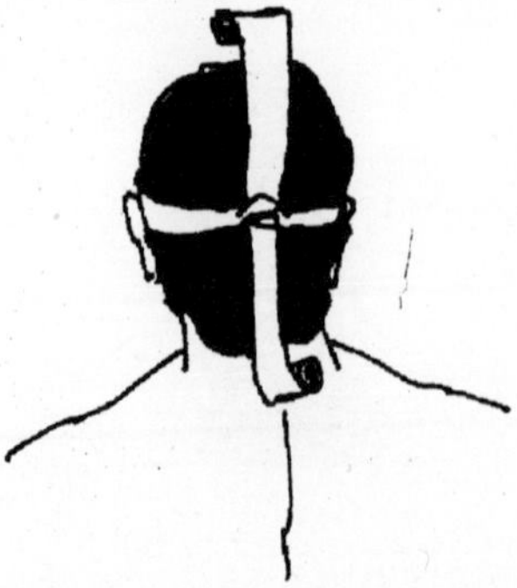

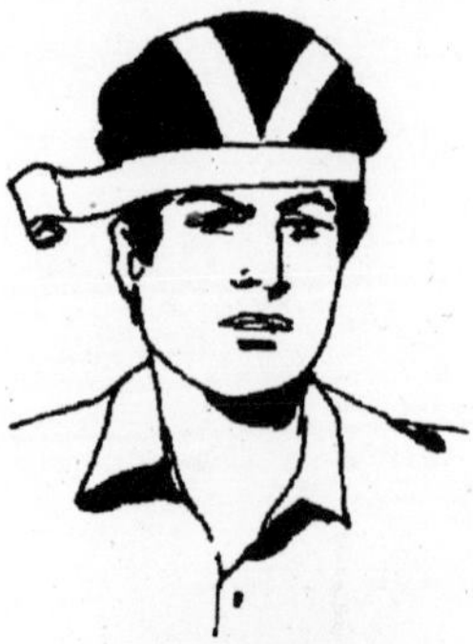

(सिर की पट्टी)

कान एवं नाक पर पट्टी बांधना, हंसली पर पट्टी बांधना, टूटे हुए अंगों पर पट्टी बांधना, खोपड़ी पर पट्टी बांधना आदि-आदि। इन अंगों पर थोड़े-से अभ्यास से पट्टी बांधना सहज ही आ जाता है। फिर भी यह बता देना आवश्यक है कि पट्टी बांधने में जरा भी परेशानी हो तो काम-चलाऊ पट्टी बांध कर मरीज को तत्काल शिक्षित डॉक्टर के पास ले जाना चाहिए।

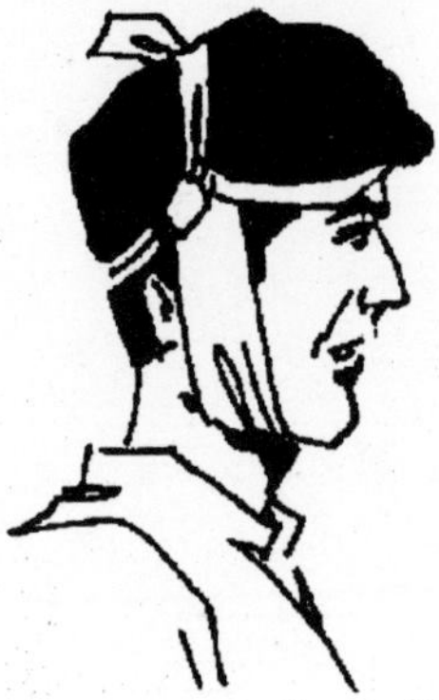

(कान की पट्टी)

जहां चिपकने वाली पट्टी अथवा टेप से काम चल जाए, वहां इन्हीं का इस्तेमाल उत्तम है।

बुखार में गीली पट्टी :

अगर ज्वर "नार्मल' से तेज हो जाए और मरीज को घबराहट महसूस हो तो 30-35 सेंटीमीटर लम्बी मलमल की पट्टी, जो लगभग साढ़े सात सेंटीमीटर चौड़ी हो, गीली करके ललाट पर रखनी चाहिए। ध्यान रहे, पानी ठण्डा हो। ऐसे अवसर पर पट्टी बांधी नहीं जाती, बस, ठण्डे पानी में गीली करके थोड़ी-थोड़ी देर तक ललाट पर सेंक के तौर पर रख देनी चाहिए।

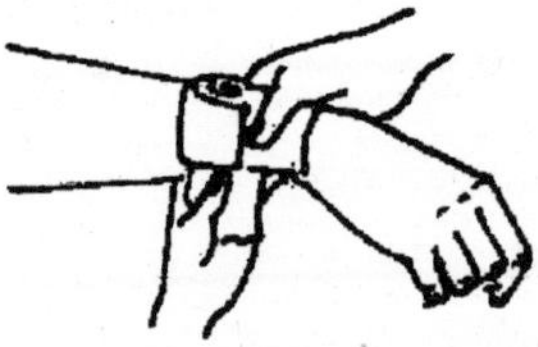

(कटे अंग पर पट्टी)

इससे ताप कुछ कम होता है और ज्वर मे मरीज को थोड़ा आराम मिल जाता है।

घाव आदि पर ठण्डे पानी से भिगो कर पट्टी लगाने की सख्त मनाही है। हां, घाव धोने आदि के लिए गर्म पानी में पट्टी भिगो कर घाव को धो लेना चाहिए। धोने के तत्काल बाद घाव को पोंछ कर तथा उस पर मलहम लगाकर सूखी पट्टी बांध देनी चाहिए।

□ □ □

घायल व्यक्तियों को पहुंचाना

किसी घायल व्यक्ति को सुरक्षित स्थान पर निम्नलिखित विधियों से ले जाया जा सकता है।

(क) एक ही सहायक से सहारा देकर।

(ख) हस्त आसन (Hand Seats) पर।

(ग) बैसाखी पर (Stretcher)।

(घ) पहिये वाली गाड़ी पर (Wheeled Transport)।

भेजने के ढंग या ढंगों का निर्णय निम्नलिखित बातों पर किया जाना चाहिए–

(1) चोट की दशा।

(2) चोट की भीषणता।

(3) उपलब्ध सहायकों की संख्या।

(4) सुरक्षित स्थान की दूरी।

(5) जाने वाले मार्ग की दशा।

प्रथम सहायता के उचित उपचार के बाद निम्नलिखित बातों का ध्यान में रखना चाहिए–

1. रोगी जिस आसन में हो, या जिस स्थिति में रखा जाए उसे अनावश्यक न बदलिए।

2. रोगी को ले जाते समय तीन बातों को ध्यान रखना आवश्यक है–

(क) रोगी की साधारण दशा।

(ख) कोई मरहम पट्टी इत्यादि जो बांधी गयी हो।

(ग) रक्तस्राव का पुनः होना।

3. रोगी को ले जाने का कार्य अवश्य सुरक्षित, सधा हुआ तथा जल्दी होना चाहिए।

रोगी को ले जाने की विधियां

(अ) यदि वाहक (Bearer) अकेला ही हो--पालना (Cradle) (केवल हल्के घायलों या बच्चों के लिए) घायल के दोनों घुटनों के नीचे से अपनी एक बाजू ले जाकर तथा दूसरी उसकी पीठ के गिर्द रखकर घायल को उठाएं।

मानवी बैसाखी (Human Crutch)

यदि बांह के ऊपरी हिस्से पर चोट लगी हो तो घायल के बराबर खड़े होकर अपनी बांह उसकी कमर के गिर्द डालकर उसके वस्त्रों को कूल्हें के पास पकड़ लें और उसकी बांह अपनी गर्दन के ऊपर डालकर उसके हाथ को अपने दूसरे हाथ से पकड़ लें।

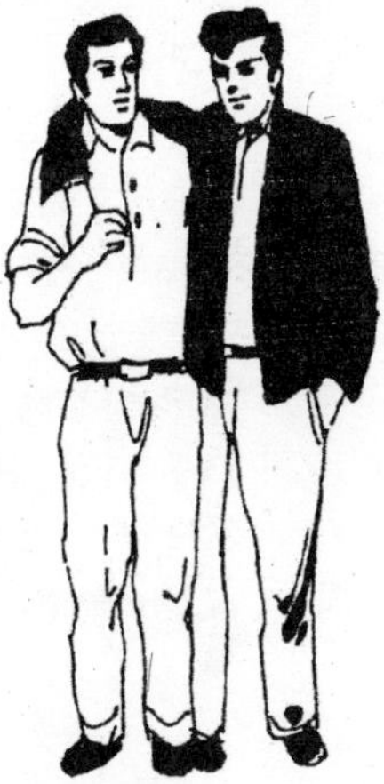

मानवी बैसाखी

यदि उसकी ऊपरी बांहों को चोट न लगी हो और उसका दूसरा हाथ खाली हो तो घायल उस हाथ में छड़ी या लकड़ी पकड़कर और सहारा बना सकता है।

पीठ पर लादना (Pick-a-Back)

यदि रोगी सचेत हो और पकड़ सके तो उसे साधारण रीति से पीठ पर लाद लेना चाहिए।

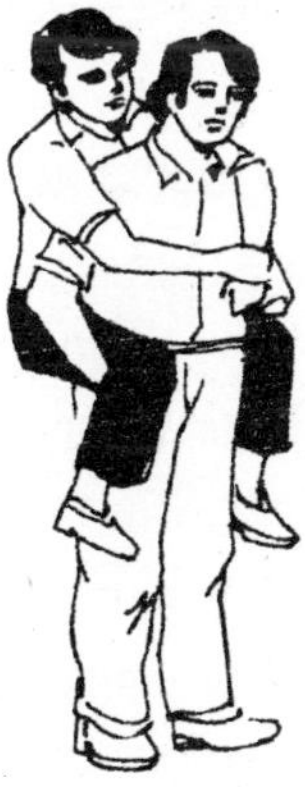

पीठ पर लादना

आग बुझाने वालों की तरह लादना तथा ले जाना (Fire Man's Lift and Carry)

(केवल हल्के घायलों के लिए जिन्हें सहायक सरलता से उठा सकें) घायल को सीधा उठा दीजिए और उसकी दाईं कलाई को अपने बाएं हाथ से पकड़ लीजिए। अपने सिर को उसके फैलाए हुए दाएं बांह को उसकी टांगों के बीच या गिर्द रख दें। उसके बोझ को अपने दाएं कन्धे पर लेकर सीधे खड़े हो जाइए। घायल को दोनों कन्धों के आर-पार खींचकर और उसकी दाईं कलाई को अब अपने दाएं हाथ से पकड़ लें और अपना बायां हाथ खाली रहने दें।

यदि दो या उससे अधिक संख्या में सहायक उपलब्ध हों–

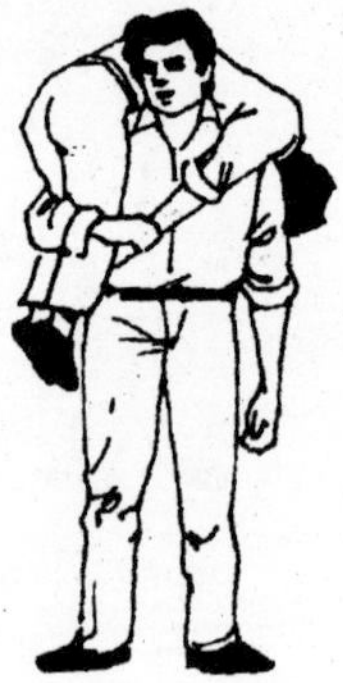

आग बुझाने वालों की भांति लादना और ले जाना

हस्त आसन (Hand Seats)

चौहत्था आसन–यह आसन तब प्रयोग में लाया जाता है जब घायल अपने एक या दोनों बाजुओं से वाहक को उसके कार्य में सहायता दे सकता हो।

(1) दो वाहक एक दूसरे की ओर मुंह करके घायल के पीछे खड़े हो जाते हैं और अपनी बाईं कलाइयों को दाएं हाथों से तथा एक दूसरे की दाईं कलाइयों को अपने बाएं हाथों से पकड़ कर नीचे झुक जाते हैं।

(2) घायल को अपनी एक-एक बांह दोनों वाहकों की गर्दनों के ऊपर डालने को कहा जाता है ताकि वह अपने आपको उठाकर उनके हाथों पर बिठा सकें और ले जाते समय स्थिर रख सकें।

(3) दोनों सहायक मिलकर खड़े होते हैं तथा चलते हैं। जो सहायक घायल की दाईं ओर होता है वह अपना दायां पैर उठाता है और बाईं ओर वाला सहायक बाएं पैर को उठाता है।

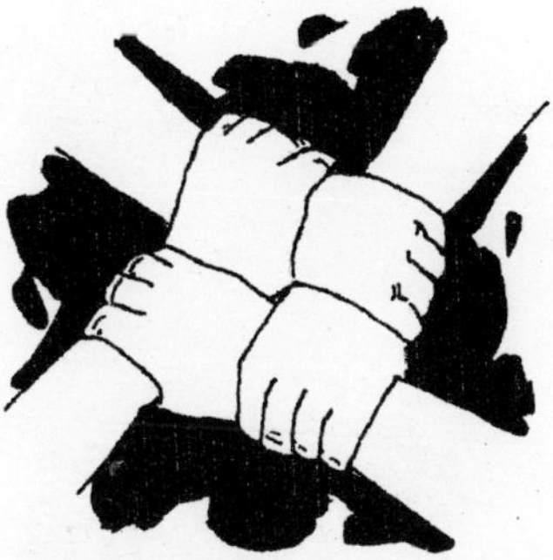

चौहत्थे आसन की पकड़

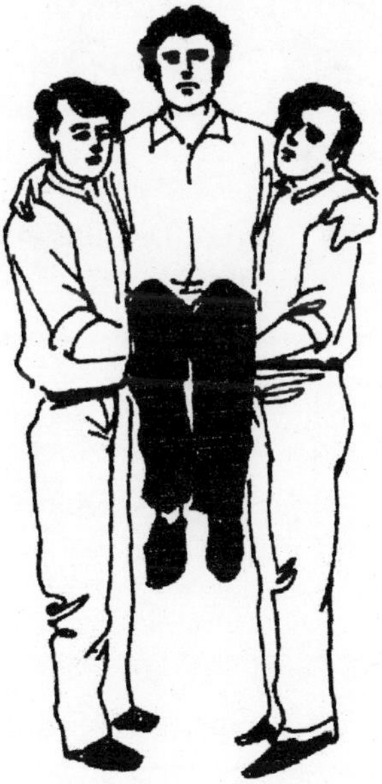

चौहत्था आसन

दोहत्था आसन

यह आसन अधिकांशत: उन घायलों को ले जाने के लिए होता है जो अपनी बांहों से वाहकों के सहायक नहीं हो सकते।

अवस्था-1–दो सहायक आमने-सामने रोगी के दोनों ओर खड़े होकर झुकते हैं न कि घुटने मोड़ते हैं। हर एक सहायक अपनी उस बांह को जो घायल के सिर के पास है उसकी पीठ पर कन्धों के बिल्कुल नीचे रखता है और यदि हो सके तो उसके वस्त्रों को पकड़ लेता है।

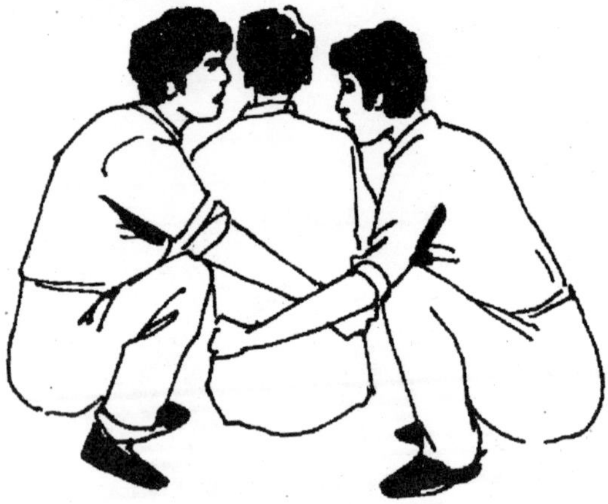

दोहत्था आसन-अवस्था-1

अब वह घायल की पीठ थोड़ा-सा उठाकर अपने दूसरे बाजू को उसकी जांघ के बीच के नीचे से निकालकर एक दूसरे के हाथों को पकड़ लेते हैं जैसा कि चित्र से स्पष्ट है।

इस चित्र के अनुसार घायल की बाईं ओर का सहायक अपनी हथेली के ऊपर की ओर हाथ में तह किया रूमाल रख लेता है ताकि नाखूनों से चोट न लग सके तथा घायल की दाईं ओर का सहायक अपनी हथेली को नीचे की ओर रखकर पकड़ता है जैसा कि चित्र से स्पष्ट है।

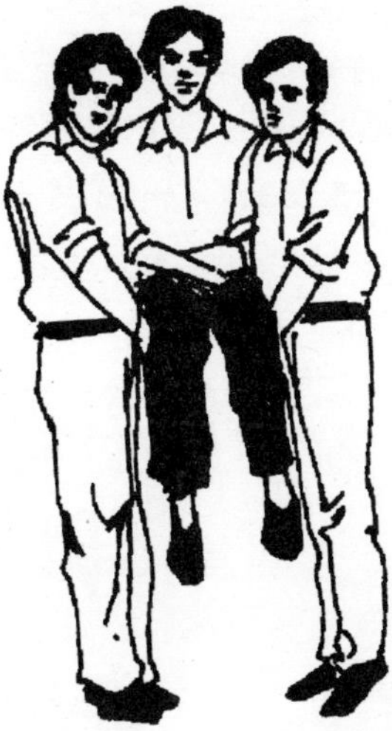

दोहत्था आसन-अवस्था-2

अवस्था-2-सहायक इकट्ठे होकर मिलकर कदम बढ़ाते हैं दाईं ओर का वाहक दाएं पैर को हस्त आसन से ले जाते समय सहायकों को आगे-पीछे पग बांध कर ले चलना चाहिए न कि आस-पास।

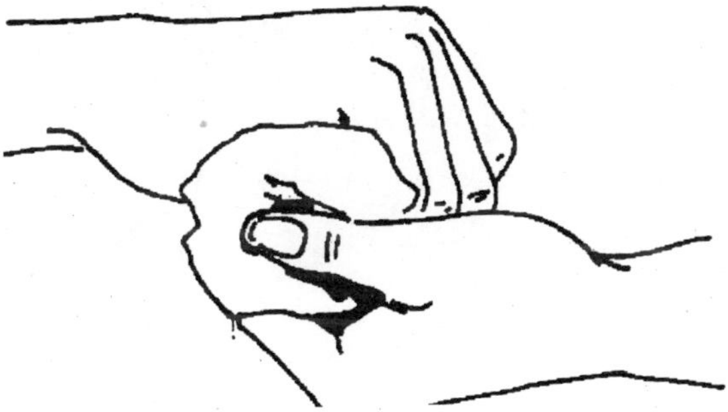

दोहत्था आसन (कुलाबा पकड़)

बैसाखी

बैसाखियां दो प्रकार की होती हैं-"साधारण तथा टैलिस्कोपिक हत्थे (Telescopic Handles) सामान्य की-सिद्धान्त से वह दोनों एक सी होती हैं और वह

लट्ठे (Poles) हत्थे, गठीले डंडके (Joined Traverses) फर्च (Runners) बिछौना, तकिए का खोल तथा झोली (Slings) की बनी होती है। बैसाखियों का सिर तथा पैर रोगी के सिर तथा पैर के अनुरूप होते हैं। बैसाखी के सिर पर कैनवस का खोल (Canvas Overpay)-तकिये का खोल पड़ा हो सकता है। तकिए का खोल सिर की ओर खुला रहता है और उसके भीतर पड़ी वस्तु को बिना रोगी को कष्ट दिए ठीक किया जा सकता है। डंडको (Traverses) में जोड़ होते हैं, जिससे बैसाखी खोली और बन्द की जा सकती है। टेलिस्कोपिक हत्थे (Telescopic Handled) का नमूना भी वैसा ही है।

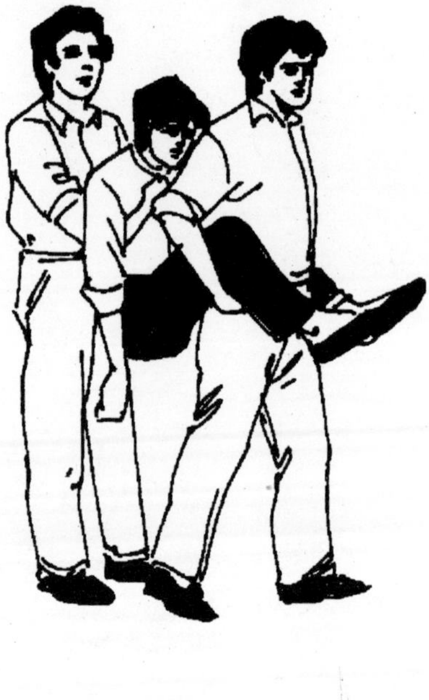

अग्रपृष्ठी तथा अग्रपिच्छी विधि

किन्तु इसमें हत्थी को लट्ठों (Poles) के नीचे सरकाकर उसकी लम्बाई को 6 फुट कर दिया जाता है। किन्हीं बन्द स्थानों में कार्य करते समय या जब घायल को संकरी तंग सीढ़ियों से ऊपर-नीचे ले जाना पड़े और जिसके मोड़ गहरे हों तो यह बैसाखी उपयोगी होती है।

बैसाखी

जब बैसाखी को बन्द कर दिया जाये तो उसके लट्ठे साथ-साथ हो जाते हैं, डंडे अन्दर की ओर मुड़े रहते हैं। कैनवस का बिछौना लट्ठों के सिरों पर तह लगा होता है और झोलियों से स्थिर कर दिया जाता है जो कैनवस के साथ ही लगी रहती हैं। प्रत्येक झोली के सिरे पर एक बड़ी पट्टी रखी रहती हैं। बैसाखी को लपेटते समय यह पट्टी दूसरी पट्टी के बड़े छिद्र से होकर तथा लट्ठों और बिछौने को चारों ओर से लाकर दृढ़ता से जकड़े रहती हैं। रोगी को ले जाने वाली चादर (Carrying Sheets) जो कैनवस की बनी होती है तथा जिसके किनारे पर जगह-जगह धातु के छिद्र बने रहते हैं तथा जिनके साथ रस्सियों के मुट्ठे लगे रहते हैं ऐसे समय पर उपयोगी होती है। नील-राबर्टसन स्ट्रेचर (Neil Robertson Stretcher) घायल को किसी भी स्थिति में ऊपर उठाने तथा नीचे करने में काम आती है।

□ □ □

बैसाखियों के प्रयोग की विधियां

(STRETCHER EXERCISE)

चार व्यक्तियों (वाहकों के लिए)

वाहकों का चुनाव तथा उनको नम्बर देना—इस विधि में चार वाहकों को चुन लिया जाता है तथा उन्हें 1, 2, 3, 4, के नम्बर सबसे लम्बे से सबसे छोटे कद तक इसी क्रमानुसार दे दिये जाते हैं, ताकि ले जाते समय समतल चल सकें। चित्र के अनुसार नं. 1 इस दल का नायक होगा और वह घायल की देखभाल का उत्तरदायी है जब तक कि चिकित्सक उसे देख न ले या जब तक वह किसी जिम्मेदार व्यक्ति को उसे सौंप न दे। सब वाहकों को नं. 1 वाहक के कर्त्तव्य का पालन करने के योग्य होना चाहिए।

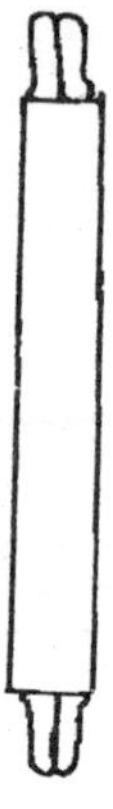

कम्बलों तथा बैसाखी को लाना—नं. 1 आदेश देना नं. 3 कम्बल लाओ, नं 4 बैसाखी लाओ, नं 3 तथा 4 दाहिने मुड़ो, शीघ्र जाओ और जिन वाहकों को आदेश दिया गया हो वे कम्बल तथा बैसाखी लायेंगे। नं. 3 सफाई से कम्बलों की तह लगाकर दाहिनी बाजू पर रखकर ले जाएगा तथा नं. 4 बैसाखी को दाएं कन्धे की ढाल पर सामने की ओर रखकर ले जायेगा। उनके आने पर नं. 3 नं. 1 के पीछे अपने स्थान पर खड़ा हो जायेगा और नं. 4 बैसाखी के पैरों को पहले नं 1 तथा 2 से बची फर्च को दाईं ओर रखकर खिसकाएगा और फिर नं. 2 के पीछे अपने स्थान पर खड़ा हो जायेगा।

बैसाखी को उठाना - "बैसाखी उठाओ' का आदेश मिलते ही नं. 2 तथा नं.

4 मिलकर नीचे की ओर झुककर हत्थों को अपने दाहिने हाथों से हाथ की गांठों को दाई ओर रखकर पकड़ेंगे और इकट्ठे खड़े हो जायेंगे।

घायलों को उठाना - दौड़ो - घायलों को उठाओ का आदेश मिलते ही यह दल घायलों की ओर दौड़ेगा और जब आगे वाला वाहक सिर से कुछ दूर ही रह जाएगा तो वह खड़े हो जाएंगे। नं. 2 तथा 4 बैसाखी को नीचे घायल के समतल रख देंगे। नं. 1 भागकर घायल की दाईं ओर होकर उसे ले जाने के लिए तैयार करेगा। वह नं. 3 को सहायता देने के लिए कह सकता है।

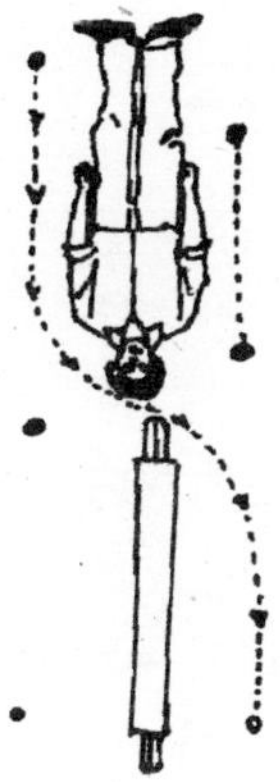

बैसाखी को तैयार करना तथा कम्बल बिछाना - बैसाखी तैयार करो और कम्बल बिछाओ को आदेश मिलते ही नं. 2 तथा नं. 4 बैसाखी को खोलेंगे तथा देखेंगे कि गठीले डडके (Traverse bars) सुरक्षित हैं और जांच करके कम्बलों की उपलब्ध संख्या में चित्र के अनुसार बिछायेंगे।

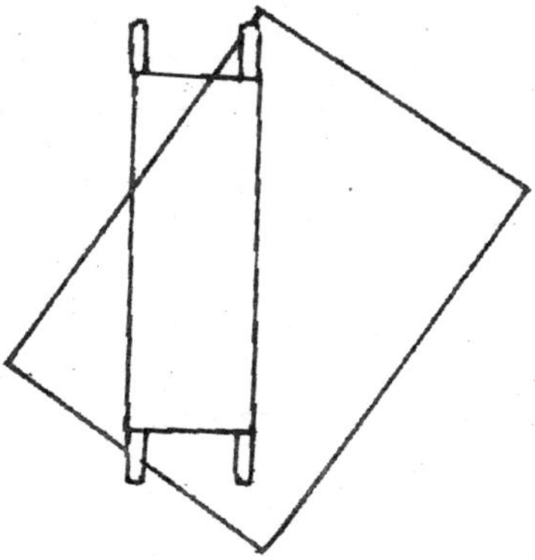

(प्रथम अवस्था) बैसाखी पर कम्बल बिछाना (द्वितीय अवस्था)

बैसाखी पर दो कम्बल बिछाना - (1) पहला कम्बल बैसाखी पर आड़ा पूरी लम्बाई में ऐसे बिछाइये कि उसका ऊपरी किनारा बैसाखी के ऊपरी हत्थों को आधा ढक ले और एक ओर को कुछ अधिक निकला रहे।

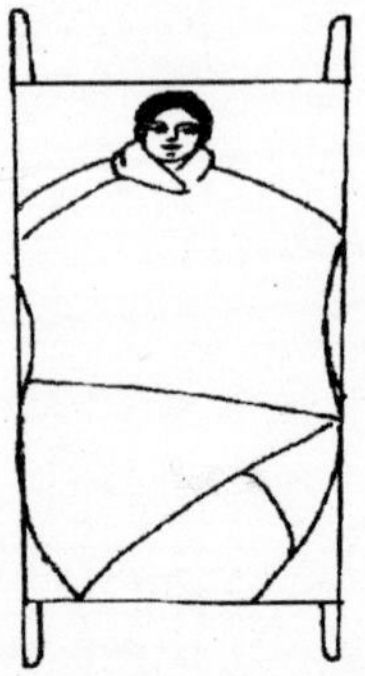

(2) दूसरे कम्बल की लम्बाई में तीन पर्त कीजिए। उसे पहले कम्बल पर ऐसे रखिए कि उसका ऊपरी किनारा पहले कम्बल के ऊपरी किनारे से 15 इंच नीचा रहे।

(3) दूसरे कम्बल की तहों को निचले सिरे से 2 फुट खोल दें।

घायल को लपेटना - घायल को कम्बल की चार पर्तों पर लिटाइये और निम्नलिखित बातें याद करके सावधानी से ऐसा कीजिए।

दूसरे कम्बल के नीचे के सिर घायल के पैर पर ढक दीजिए और छोटी तह पैरों के नीचे दबा दीजिए।

पहले कम्बल के उपरी कोने को अन्दर मोड़ दीजिए और छोटा सिरा घायल के ऊपर ले जाइए तथा लम्बा सिरा ऊपर लाकर अन्दर दबा दीजिए। यदि तीसरा कम्बल भी उपलब्ध हो तो पूर्व इसके कि उसे अन्दर दबा दिया जाए इसे लम्बरूप में दोहरा करके घायल के ऊपर लगा दें।

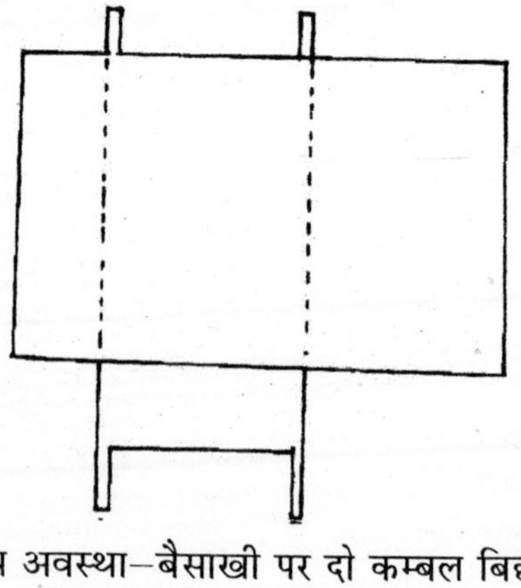

द्वितीय अवस्था–बैसाखी पर दो कम्बल बिछाना

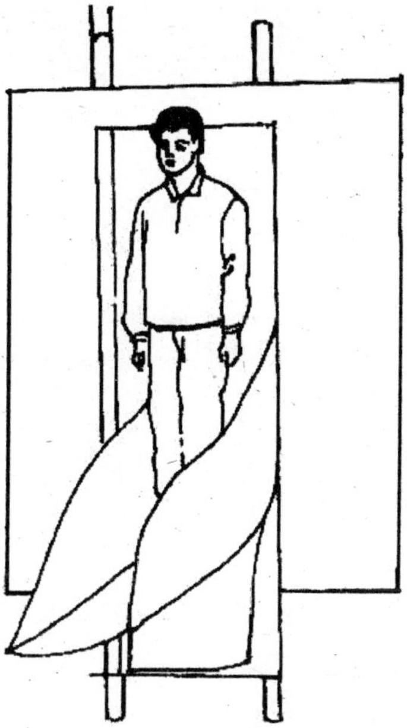

तृतीय अवस्था–बैसाखी पर दो कम्बल बिछाना

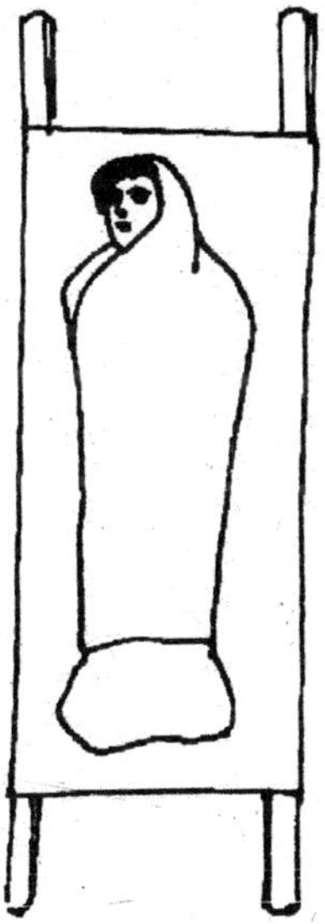

चौथी अवस्था–बैसाखी पर दो कम्बल बिछाना

बैसाखी पर लादना - (क) जब घायल कम्बल या दरी पर लेटा हो- कम्बल के किनारों को गोल लपेट कर घायल के बिल्कुल साथ मिला दें। "बैसाखी पर लादो' का आदेश मिलते ही दो वाहक प्रति ओर खड़े होकर इस तह किए गए कम्बल के लिपटे भाग से पकड़ लेते हैं और जब तब कि पांचवां वाहक भी उपलब्ध न हो जो बैसाखी को घायल के नीचे सरका दें वह एक ओर अगल-बगल पग धरकर (बगली चाल) चलेंगे और बैसाखी के ऊपर घायल को रख देंगे। इसे "कम्बल में उठाना' (Blanket Lift) भी कहते हैं।

(ख) जब घायल कम्बल या दरी पर नहीं हो और एक कम्बल फालतू प्राप्य हो - घायल को निम्नलिखित विधि से कम्बल पर रखा जाए। कम्बल को रोगी के समतल भूमि पर बिछा दें और इसको आधी चौड़ाई तक गोल लपेट लें। नं. 2, 3 तथा 4 घायल को सावधानी से स्वस्थ दिशा में घुमा देंगे। नं. 1 कम्बल के लपेटे गए भाग को घायल की पीठ के पास कर देगा और सभी वाहक कोमलता से घायल को इस प्रकार घुमा देंगे कि अब वह कम्बल पर अपनी दूसरी दिशा के बल हो जाए। अब कम्बल के लिपटे भाग को खोल दें और घायल को कोमलता से पीठ के बल लिटा दें ताकि वह खुले कम्बल के मध्य में लेटा हो। "बैसाखी पर लादो' का आदेश मिलते ही यह क्रिया आराम से की जानी चाहिए। यदि 4 या अधिक वाहक उपलब्ध हों तो कम्बल में उठाना सर्वोत्तम रीति है जिसमें घायल को आसानी से बैसाखी पर लादा जा सकता है क्योंकि उस रीति में कार्य मृदुता से हो जाता है।

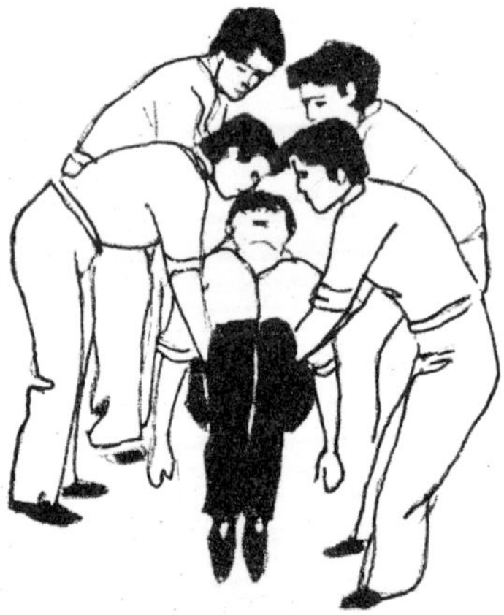

(ग) जब घायल न तो कम्बल या दरी पर लेटा हो और न ही इनमें से कोई उपलब्ध हो - "बैसाखी पर लादो' का आदेश मिलते ही नं. 4, 3, तथा 2 घायल के बाईं ओर हो जायेंगे। नं. 4 कन्धों के सामने नं. 3 कूल्हों के सामने तथा नं. 2 घुटनों के सामने खड़े सब वाहक अपने बाएं हो जायेंगे। घुटने जमीन पर टेक देंगे और अपनी अपनी अग्र बाहु घायल के नीचे रख देंगे और चुटैल स्थान पर विशेष ध्यान रखेंगे,

"कुलाबा पकड़" (Hook Grip) का प्रयोग करके नं. 1 अपने दाएं हाथ से नं. 4 के बाएं हाथ को पकड़ लेगा और नं. 1 दाएं हाथ से नं. 3 के दाएं हाथ को, नं. 4 सिर और कन्धों को सहारा देता है और नं. 2 निचले अंगों को सहारा दिए रखता है।

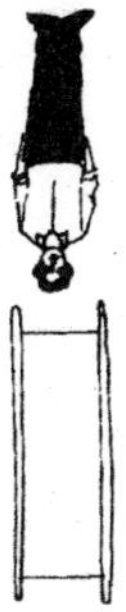

बैसाखी पर लादना जब कम्बल उपलब्ध न हो (प्रथम स्थति)

जब नं. 1 आदेश देता है, "उठाओ' तो घायल को कोमलता से धीर-धीरे उठाना आवश्यक है और उसे उठाकर नं. 4, 3, तथा 2 के घुटनों पर रख लेना चाहिए।

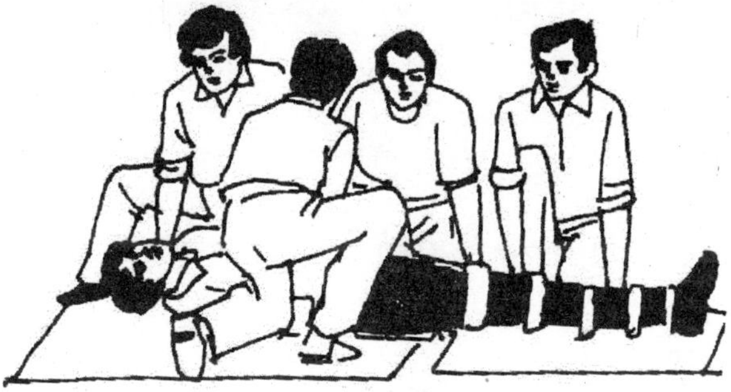

बैसाखी पर लादना जब कम्बल उपलब्ध न हो (द्वितीय स्थति)

इसके पश्चात् नं. 1 हट जाएगा और बैसाखी पकड़कर घायल के नीचे रख देगा ताकि जब घायल को बैसाखी के ऊपर लिटाया जाए तो उसका सिर ऊपर वाले धातु

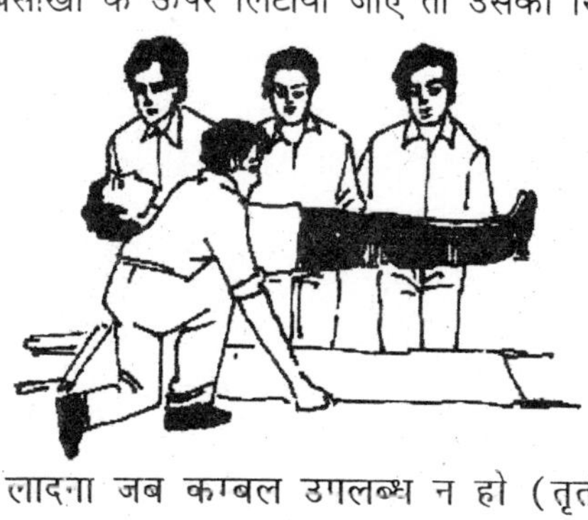

बैसाखी पर लादना जब कम्बल उपलब्ध न हो (तृतीय स्थति)

के डंडे से दूर रहेगा और यदि तकिया प्राप्य हो तो तकिए पर सिर रख दिया जाए नं. 1 तब अपने स्थान पर आ जायेगा। जब नं. 1 आदेश दे "नीचे रखो' तो घायल को घुटनों से थोड़ा सा उठाकर कोमलता तथा सावधानी से नीचे रखें और कोटों से ढक दें। वाहक अब उठकर बैसाखी के पैरों की ओर मुंह करके खड़े हो जाते हैं। यदि घायल को दाईं ओर से उठाना आवश्यक हो तो वाहक अपने दाएं घुटनों के बल बैठेंगे।

बैसाखी के पास खड़े होना – "बैसाखी के पास खड़े हो जाओ' का आदेश मिलते ही नं. 1 बैसाखी के पैर की ओर हत्थों के समतल अपना स्थान लेगा, नं. 2 आगे बढ़कर नं. 1 के प्रतिकूल खड़ा हो जाएगा, नं. 3 भागकर नं. 4 के प्रतिकूल बैसाखी के सिर की ओर खड़ा हो जायेगा। जब बैसाखी के सभी वाहक अपना-अपना स्थान ग्रहण कर लेंगे तो नं. 1 तथा नं. 3 वाहक बैसाखी के दाईं ओर होंगे तथा नं. 4 वाहक बैसाखी के बाईं ओर होंगे।

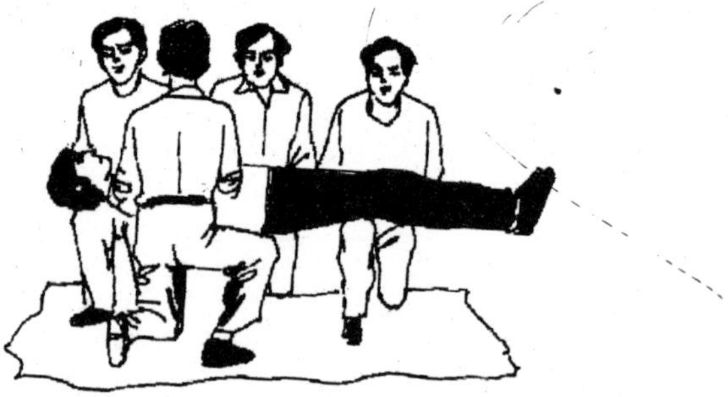

बैसाखी पर लादना जब कम्बल उपलब्ध न हो (चौथी स्थिति)

लदी बैसाखी को ले जाना – नं. 1 यह तय करेगा कि बैसाखी चार या दो वाहक ले जाएंगे।

चार वाहकों द्वारा हाथ से पकड़कर ले जाना – "चारों वाहक हाथ से उठाएं- बैसाखी उठाओ" का आदेश मिलते ही चारों वाहक एक साथ झुककर अपने भीतरी हाथों से डंडों को पकड़ेंगे तथा मिलकर उठायेंगे और अपने बाजुओं को पूरा खोलकर बैसाखी को लटका लेंगे।

"आगे बढ़ो" का आदेश मिलते ही सभी वाहक अपने भीतरी पैर को आगे बढ़ायेंगे। वाहकों को यह ध्यान रखना आवश्यक है कि वे अपने घुटनों को थोड़ा सा मोड़कर और जरा ढीलेपन से चलें।

घुमाया या मुड़ना (Retiring) "घूमों" का आदेश मिलने पर चारों वाहक घूमकर मुड़ेंगे ही नहीं बल्कि अपनी स्थिति को बदलकर मुंह पीछे करेंगें।

लादी बैसाखी को नीचे रखना – "बैसाखी रखो" का आदेश मिलने पर चारों वाहक रुक जायेंगे तथा कोमलता से बैसाखी को भूमि पर रखकर इकट्ठे खड़े हो जायेंगे।

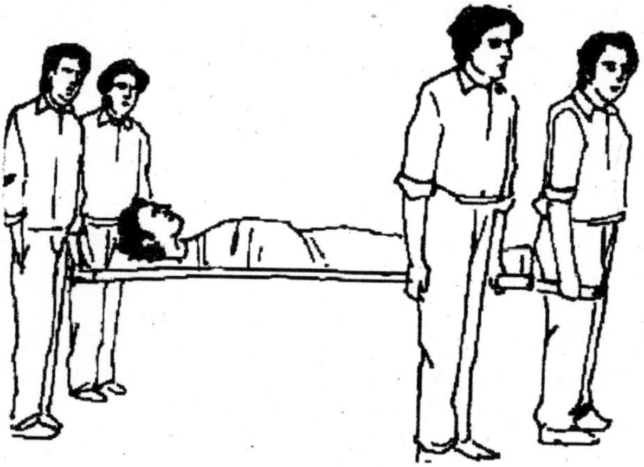

चार वाहकों द्वारा बैसाखी ले जाना

(ख) दो वाहकों द्वारा हाथ से पकड़कर ले जाना - "दो वाहक हाथ से उठायें" का आदेश मिलते ही नं. 2 तथा 4 बैसाखी के हत्थों के ऊपर से पग एक ओर को कर लेंगे और यदि वह झोलियों (Slings) का प्रयोग करना चाहते हों तो उन्हें उठाकर अपने कन्धों पर तथा बैसाखी के हत्थों पर रखेंगे। नं. 1 तथा 3, अन्दर होकर उनकी सहायता करेंगे। नं.1 विशेषकर नं. 2 के नितम्बों में घायल के पैरों के अड़ जाने से बचाने में अधिक सहायक होगा। अब नं. 1 तथा 3 बैसाखी के पैर की ओर मुंह करके खड़े हो जाएंगे।

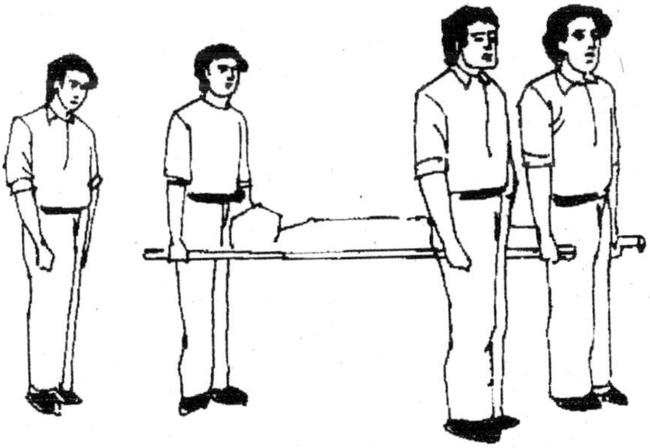

दो वाहकों द्वारा बैसाखी ले जाना

समाधान झोलियां (यदि प्रयोग की जा रही हों)- "झोलियां समाधान करो" का

ओदश मिलने पर नं. 1 तथा 3 बाएं घूमकर नं. 2 तथा नं. 4 की झोलियां क्रमशः समाधान करेंगे।

आगे बढ़ना - "आगे बढ़ना" का आदेश मिलने पर नं. 1, 2, तथा 3 बायां पैर आगे रखकर चलेंगे और नं. 4 दायां। वाहकों को अपने घुटने थोड़े से मोड़कर तथा ढीलेपन से चलना चाहिए।

घूमना (Retiring) - "घूमो" का आदेश पर दल को घूमकर मुड़ना चाहिए न कि अपनी स्थिति में वहीं घूमकर मुड़ा जाए।

लदी बैसाखी नीचे रखना - "बैसाखी नीचे रखो" का आदेश मिलने पर नं. 2 और नं. 4 धीरे से नीचे से नीचे झुकेंगे और सावधानी से बैसाखी को नीचे भूमि पर रख देंगे और मिलकर खड़े हो जायेंगे। यदि झोली का प्रयोग किया जा रहा है तो नं. 2 और नं. 4 बैसाखी को नीचे रखने के बाद उतार देंगे और अपनी पहली स्थिति में ऊपर से पग लौटा कर खड़े हो जायेंगे और तह, लगी झोलियों के छल्लों को निकटवर्ती हत्थों पर और सिरों को दूसरे हत्थों पर रख देंगे।

नम्बर बदलकर वाहकों का स्थानान्तरण करना - "नं. बदलो" का आदेश मिलने पर नं. 1 तथा 3 पीछे को घूम जायेंगे और फिर सभी इकट्ठे कदम बढ़ायेंगे। नं. 3 तथा 2 बैसाखी के सिरे के गिर्द घूमकर और फिर सभी वाहक घड़ी की सुइयों की गति की दिशानुसार चलेंगे।

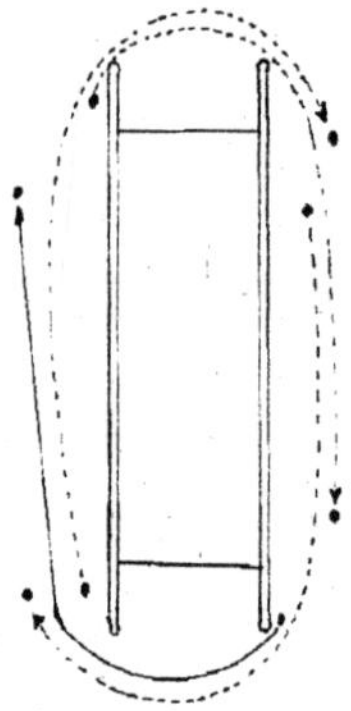

(स्थिति बदलना)

बैसाखी से घायल को उतारना - "बैसाखी से उतारो" का आदेश मिलने पर वाहक वही क्रिया करेंगे जो उन्होंने लादते समय की थी। यदि घायल कम्बल पर लेटा हो तो कम्बल में उठाने की रीति से उठाइए। जब कम्बल न हो तो और घायल को वाहको के घुटनों पर उठा लिया गया हो तो नं. 1 बैसाखी को उठाकर घायल के पैरों से तीन कदम दूर ले जाएगा और जब घायल को भूमि पर रख दिया गया हो तो वाहक चलकर अपनी साधारण स्थिति में खुली बैसाखी के पास खड़े हो जायेंगे।

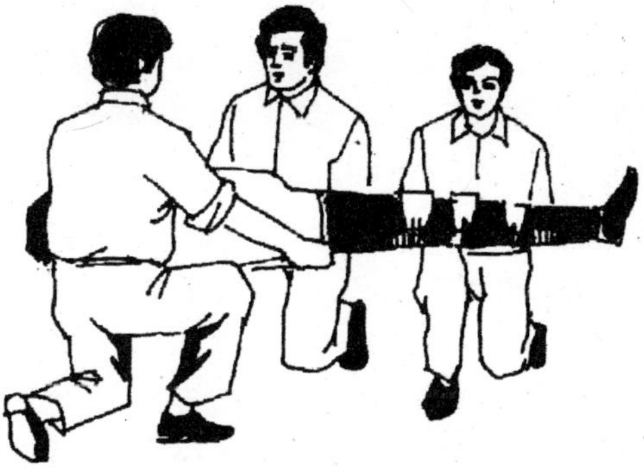

तीन वाहकों द्वारा उठाना (प्रथम गति)

बैसाखी बन्द करना - "बैसाखी बन्द करो" का आदेश प्राप्त होने पर नं. 2 तथा 4 अन्दर की ओर मुड़ जाते हैं और बैसाखी बन्द करने के लिए बेड़ों (Traverse bars) को खोलकर डंडी को अन्दर की ओर दबा देते हैं और कैनवस की तह लगातार फीतों से बैसाखी की आस-पास बेड़ों के पीछे बांध देते हैं।

कम्बलों तथा बैसाखी को लौटाना - इस क्रिया में नं. 1 आदेश देगा "नं. 3 कम्बल लाओ, नं. 4 बैसाखी लौटाओ, नं. 3 तथा 4 दाएं मुड़ों-शीघ्र जाओ" नं. 3 तथा नं. 4 उसी रीति से जायेंगे जिसमें वह कम्बल तथा बैसाखी लाए थे।

तीन वाहकों के लिए - बैसाखी घायल के सिर के पास उसकी सीध में लम्बरूप में रखी जाती है। नं. 1 अपने बाएं घुटने को मोड़कर घायल के चुटैल अंग की ओर उसके घुटने के प्रतिकूल बैठ जाता है और अपने दोनों "हाथों' पर घायल की टांगों को संभाल लेता है। नं. 2 और 3 घायल के दोनों ओर एक दूसरे के सामने एक घुटना टेक कर बैठ जाते हैं और अपने दोनों हाथ रोगी के कन्धों और नितम्बों के नीचे डालकर एक दूसरे की "अंगुलियों को कुलाबा पकड़' रीति से पकड़ लेते हैं।

"उठाओ" सुनकर वाहक सीधे खड़े हो जाते हैं और धीरे-धीरे एक ओर पग धरते हैं (बगली चाल) और घायल को बैसाखी के ऊपर इस प्रकार लाते हैं कि उसका सिर आगे को बैसाखी के पैरों के ऊपर आए तथा उसके शरीर की गति समतल स्थिति में निरन्तर रहे, तब बैसाखी के ऊपर रखते हैं।

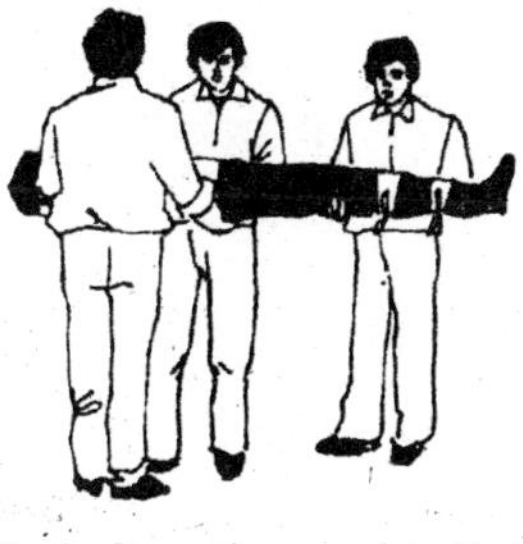

तीन बांहकों द्वारा उठाना (द्वितीय गति)

इस रीति से घायल को आसानी से बैसाखी पर रख दिया जाता है जब घायल को उतार रहे हों तो उसे सबसे आगे बैसाखी के सिर से ऊपर उठाकर ले जाएं।

दो वाहकों के लिए - यह तब आवश्यक होता है जहां पर खाने या संकरी काटने के स्थानों पर व्यक्ति घायल हो जाते हैं। वहां पर जगह सीमित होती है अतः वहां अधिक आदमियों की आवश्यकता भी हो तो भी कम ही वाहकों द्वारा इस समस्या का समाधान किया जाता है।

घायल को उठाना - दोनों वाहक घायल के पास खड़े हो जायेंगे। नं. 2 सिर के पास होकर अपनी अग्र भुजाओं को घायल के कन्धों के नीचे रख देता है और नं. 1 घुटने के पास होकर अपने बाएं हाथ को घायल के उरू (Thing) के नीचे तथा दाएं हाथ को घुटने को नीचे डाल देता है। जब दोनों तैयार हो जाते हैं तो नं. 1 ओदश देगा "उठाओ।"

आगे बढ़ाना - नं. 1 आदेश देगा "आगे बढ़ो" और दोनों मिलकर पग उठायेंगे। पहले बायां पैर आगे रखेंगे। पग छोटे एक से तथा झुककर होने चाहिएं ताकि घायल का शरीर भूमि से दूर न हो। तब तक वह आगे बढ़ेंगे जब तक कि घायल बैसाखी के ऊपर नहीं आ जाता है। तब नं. 1 आदेश देता है "रुको"

घायल को नीचे रखना - "रुको-नीचे रखो" का आदेश पाते ही घायल को मृदुता से बैसाखी के ऊपर रख दो। तब दोनों वाहक बैसाखी के बाईं ओर अपने स्थान पर खड़े हो जाते हैं और उठाने को तैयार हो जाते हैं, नं. 2 सिर की ओर और नं. 1 पैर की ओर।

यथावसर बनाई हुई बैसाखियां (Improved Stretchers)–बैसाखियां यथावसर निम्नलिखित ढंग से बन सकती हैं–

1. दो या तीन कोटों को आस्तीनों को भीतर से बाहर की ओर उलट दो। उनके बीच से दो कड़े लट्ठों को डालकर कोट के बटन लगा दो। कोट के बने हुए बिस्तर पर के लट्ठों के दोनों सिरों की लकड़ी की पट्टियों में बांध कर लट्ठों को पृथक किये रहना चाहिए।

2. एक या दो कोटों या थैलों के पेंदी के छोरों पर छिद्र बनाकर उनके बीच से कड़े लट्ठों को इस प्रकार डालें कि रीति नं. 1 की भांति लट्ठे पृथक-पृथक रहें।

3. दो बांसों में थोड़ी-थोड़ी दूरी पर चौड़ी पट्टियां लगा दीजिए।

4. किसी कम्बल, दरी, बोरों के टुकड़ों या बरसाती (Tarpauline) फैलाकर उसके किनारों पर दो कड़े लट्ठे या लाठियां लपेट दें। प्रत्येक ओर दो-दो वाहक खड़े होकर लिपटे हुए लट्ठों के बीच में एक हाथ से और सिरे को दूसरे हाथ से पकड़कर एक ओर बगली चाल से (Sideways) अर्थात् दाहिनी ओर या बायीं ओर न कि आगे पीछे जैसे साधारण चला जाता है और पग एक के ऊपर दूसरा आर-पार करके (Crossover Steps) चलते हैं।

5. टट्टी (Hurdle) किवाड़, लकड़ी का चौड़ा टुकड़ा अथवा पल्ला काम में लाया जा सकता है। उन पर कम्बल कपड़ा, गद्दी, सूखी घास-फूस इत्यादि रखकर उन्हें एक पुष्ट बोरे या कपड़े के सिरे से ढक देना चाहिए। घायल को बैसाखी पर से उठाने में उपयुक्त बोरा या कपड़े का टुकड़ा बड़े काम का होता है।

यथावसर बनाई गई बैसाखी को प्रयोग में लाने से पूर्व उसकी जांच कर लेनी चाहिए।

बैसाखी पर घायल को ले जाने के नियम–साधारणतया घायल के पैर आगे करके ले जाना चाहिए। इसके अपवाद निम्नलिखित हैं–

(A) जब घायल को लेकर सीढ़ी पर चढ़ना हो।

(B) जब नीचे के अंगों में कहीं चोट न लगी हो और पहाड़ी पर चढ़ना हो।

(C) जब घायल को लेकर किसी पहाड़ी से नीचे उतरना हो, जिसके निचले अंगों में कहीं चोट न लगी हो।

(D) जब घायल को चारपाई के बगल या पैतान की ओर ले जाना हो।

(E) जब रोगी को वाहन (Ambulance) में लादना हो।

ऊबड़-खाबड़ भूमि को पार करना (Cross Unevern Ground)

यदि हो सके तो बैसाखी चार वाहकों को ले जानी चाहिए और अधिक से अधिक समतल रखनी चाहिए और प्रत्येक वाहक को चाहिए कि वह बैसाखी की ऊँचाई को आवश्यकतानुसार अपने आप समाधान करते रहें और गिरने से बचाए रखें। अधिक ऊबड़-खाबड़ भूमि पर थोड़ी दूर ही जाना हो तो वाहकों के मुंह अन्दर की ओर रहने चाहिए।

खाई को पार करना

खाई से एक कदम की दूरी पर बैसाखी के पैतान को नीचा कर देना चाहिए। वाहक नम्बर 1 और 2 खाई मे उतर पड़ते हैं। बैसाखी अब आगे बढ़ा दी जाती है और नं. 1 व 2 खाई में खड़े होकर बैसाखी के सामने के सिरे को सहारा दिये रहते हैं और उसका दूसरा सिरा ऊपर धरती पर टिका रहता है। अब नं. 3 व 4 उतरते हैं, तब वाहक बैसाखी को खाई के दूसरे किनारे तक ले जाकर उसके पैतान को धरती पर टिका देते हैं और सिर को खाई में नं. 3 व 4 सहारा दिये रहते हैं।

नम्बर 1 व 2 कूदकर बाहर आ जाते हैं। यहां बैसाखी को धरती पर आगे बढ़ाकर रखा जाता है, तब नम्बर 3 व 4 भी ऊपर चढ़ आते हैं।

दीवार को पार करना

दीवार से एक कदम की दूरी पर बैसाखी को रखकर नं. 2 और 4 उसकी बाईं

ओर तथा नं. 1 और 3 दाईं ओर खड़े होकर भीतर को बढ़कर आगे झुक जाते हैं और लट्ठों को खूब फैले हाथों से पकड़कर बैसाखी को धीरे से सीधा ही उठाए हुए स्वयं खड़े हो जाते हैं। तब वह बगली चाल (Side Paces) से दीवार की ओर आते हैं और बैसाखी को उठाकर दीवार पर ऐसा रखते हैं कि बैसाखी के अगले फर्चे (Runners) ठीक दीवार के ऊपर आ जाते हैं। अ नं. 2 दीवार को फांदता है व लट्ठों को पकड़कर बैसाखी के पैतान को उठाते हैं। अब नं. 1 दीवार को फांदता है और सामने की मूंठों को पकड़ लेता है तब वाहक आगे बढ़कर पिछले फर्चों को दीवार पर उठाकर ऐसे रखते हैं कि पिछली मूंठें दीवार पर टिक जाती हैं। नम्बर 4 दीवार को फांदकर बाएं लट्ठे को और उसके बाद नम्बर 3 दीवार को फांदकर दाहिने लट्ठे को पकड़ लेता है। तब वाहक इतना आगे बढ़ते हैं कि बैसाखी दीवार से पृथक् हो जाती है। अन्त में बैसाखी धरती पर रख दी जाती है।

रोगों को वाहन (एम्बुलेंस) पर लादना

बैसाखी के सिर को वाहन से एक कदम हटाकर नीचे रख देना चाहिए। घायल का सिर आगे होगा और पहले वाहन में जाएगा। अब वाहक बैसाखी के पास खड़े हो जाते हैं। "लादो' का आदेश मिलते ही, वाहक अन्दर की ओर मुड़ते हैं तथा झुककर बैसाखी के लट्ठों को अपने फैलाए हाथों तथा अंगुलियों को ऊपर की ओर रखकर पकड़ते हैं।

तब वह धीरे-धीरे बैसाखी को उठाकर अपने पूरे किये हुए बाजुओं को समतल करके खड़े हो जाते हैं। तब वह बगली कदम उठाकर वाहन की ओर चलते हैं और बैसाखी को वाहन के खाने के समतल एक साथ उठाकर रखते हैं। अगले वाहक फर्चों को निर्धारित नालियों में रखकर पिछले वाहकों को सहायता देते हैं और बैसाखी को उसके स्थान में खिसकाकर स्थिर कर देते हैं।

यदि झोलियों का प्रयोग किया गया हो तो उन्हें बैसाखी के साथ ही रख देना चाहिए।

बहुत से वाहनों में एक ऊपर का तथा एक नीचे का बर्थ होता है, इन उपकरणों में सर्वप्रथम दायां ऊपरी फिर बायां ऊपरी, तब दायां निचला और फिर बायां निचला बर्थ (Berth) लादना चाहिए।

यह ध्यान रखना चाहिए कि जब वाहनों में केवल एक ही किवाड़ हो तो इस विधि से लादना असम्भव हो जाता है, ऐसी परिस्थिति में निम्नलिखित विधि से लादना चाहिए–

"लादो' का आदेश मिलने पर नं. 4 वाहन के अन्दर बैसाखी की ओर मुंह करके खड़ा हो जाएगा तथा नं. 2, 3 के सामने और नं. 1 वाहन के सामने वाले हत्थों के बीच खड़ा हो जाएगा।

नं. 2 और 3 अन्दर को मुड़ते हैं और तीनों वाहक बैसाखी को आवश्यक ऊंचाई तक उठाते हैं और आगे बढ़कर नम्बर 4 को बैसाखी का सिरा पकड़ा देते हैं तब नं.

2 और 3 पीछे जाकर नं. 1 को सहायता देते हैं, जो नम्बर 4 के साथ मिलकर उचित बर्थ (Berth) पर बैसाखी लाद देंगे।

वाहन से घायल को उतारना

दो वाहक पैतान की मुट्ठी को पकड़कर धीरे से बैसाखी को खींचते हैं, ज्योंही उसे खींचना आरम्भ किया जाता है तो दोनों दूसरे अगले मुट्ठों को पकड़ लेते हैं और बोझ सम्भाले हुए अपने बाजुओं को पूरा सीधा करके नीचे कर लेते हैं। तब बगली कदम उठाकर वाहन से अलग हो जाते हैं और बैसाखी को धरती पर धीरे-धीरे उतार देते हैं।

जब वाहन में केवल एक ही द्वार हो तो घायल को उतारने के लिए नम्बर 4 व 1 वाहन के अन्दर जायेंगे और नम्बर 2 व 3 द्वार के दोनों ओर नम्बर 1 को उतरते समय सहारा देते समय खड़े हो जायेंगे। बैसाखी तब खींच ली जाती है और नं. 2 व 3 नम्बर 4 को बैसाखी का सिर पकड़ा देते हैं। तब बैसाखी को वाहन से अलग करके नीचे धरती पर रख दिया जाता है।

पलंग पर उठाकर लिटाना

बैसाखी को पलंग के बगल में रखकर वाहकों को, घायल को बैसाखी पर से उतारने की रीति के अनुसार खड़ा होना चाहिए। नं. 2, 3 और 4 पलंग के उस बगल में खड़े होंगे जो सबसे अधिक दूर पड़ती होगी। रोगी को नं. 2, 3, 4 को घुटनों पर उतारना चाहिए, परन्तु यदि वाहकों को घायल के दाईं ओर जाना हो तो उन्हें अपने दाएं घुटने के बल बैठना होगा।

नम्बर 1 खाली हो जाएगा और बैसाखी को हटा लेगा जिसे कि वह पलंग के नीचे खिसका सकता है। तब नं. 1 नम्बर 3 के हाथ में अपना हाथ फंसा लेगा। सब वाहक अपने-अपने अग्र बाहुओं पर घायल के सिर के पास चले जाएंगे और उसको सम्भाले रहेंगे।

तब सब वाहक अपने कदम आगे बढ़ाकर धीरे-धीरे घायल को पलंग पर रख देंगे। यदि पलंग तंग हो और आसपास स्थान हो तो बैसाखी को धरती पर ऐसे रखना चाहिए कि उसका सिर पलंग के पैताने से निकट रहे। तब घायल को पैताने से उठाकर पलंग पर ले जाओ।

यदि घायल कम्बल पर लेटा हो और पलंग तंग हो परन्तु आसपास खुली जगह हो तो घायल को कम्बल में उठाने (Blanket Lift) की रीति के अनुसार पलंग के पैताने की ओर लाना चाहिए।

□ □ □

हड्डी टूटना और उपचार

(FRACTURE)

गिरने, चोट लगने अथवा अपने ऊपर किसी बोझ के पड़ने आदि कारणों से शरीर के विभिन्न अंगों की हड्डियां टूट जाया करती हैं, जिनके कारण शरीर को अन्य प्रकार की हानिं भी पहुंचती है।

विभिन्न स्थितियों के आधार पर हड्डियों की टूट निम्नलिखित तीन प्रकार की होती है :-

1. **सामान्य टूट (Simple Fracture)**—यह वह अवस्था है जब कोई हड्डी टूट गई हो, परन्तु उसके कारण शरीर के भीतर अथवा बाहर कोई चोट अथवा घाव न हो।

2. **संयुक्त टूट (Compound Fracture)**—इस स्थिति में हड्डी टूटने के साथ ही उस जगह की त्वचा पर घाव भी हो जाता है अथवा हड्डी के सिरे त्वचा को फाड़कर बाहर निकल आते हैं।

3. **उलझी टूट (Complicated Fracture)**--यह वह स्थिति है जिसमें हड्डी के टूटे हुए सिरे पेशियों, रक्त वाहिनियों अथवा किसी आन्तरिक अवयव को भी घायल कर देते हैं।

प्राय: "सामान्य टूट' की स्थिति में भी अंग को हिलाने-डुलाने पर भीतरी अवयवों में चोट लगती है, जिसके कारण सामान्य टूट भी उलझी टूट में परिवर्तित हो जाती है।

चोट के अनुसार हड्डियों की टूट को निम्नलिखित तीन श्रेणियों में विभाजित किया गया है–

1. **बहुखण्डी टूट (Comminuted Fracture)**–इस स्थिति में हड्डी का कोई भाग कई टुकड़ों में टूट जाता है। परन्तु वे सभी टुकड़े अपने स्थान पर ही जुड़े रहते हैं। इस प्रकार की टूट का अनुमान लगा पाना भी कठिन होता है।

2. **पच्चड़ी टूट (Impacted Fracture)**–इस स्थिति में हड्डी का टूटा हुआ सिरा दूसरे सिरे में घुस जाता है।

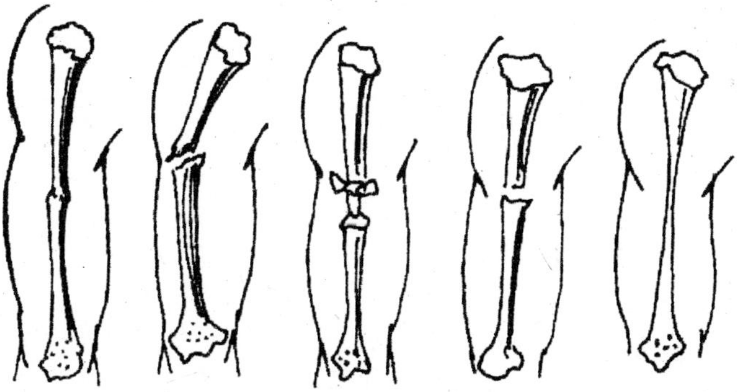

1 2 3 4 5

1. सामान्य टूट, 2. संयुक्त टूट, 3. उल्की टूट, 4. बहुखण्डी टूट, 5. पच्चड़ी टूट,

3. कच्ची टूट (Green Stick Fracture)—इस प्रकार की टूट बच्चों की हड्डियों में होती है। वयस्कों की हड्डियां जहां कड़ी होती है वहीं बच्चों की हड्डियों में कार्टिलेज की मांत्रा अधिक तथा कड़े पदार्थ की मात्रा कम होती है, अतः वे अपेक्षाकृत मुलायम होती हैं तथा उनमें लचीलापन अधिक पाया जाता है। ऐसी हड्डियों पर जब कोई भार अथवा चोट पड़ती है तब वे टूटने के स्थान पर लचक जाती हैं। कभी-कभी मोड़ वाले स्थान पर वे चटक भी जाती हैं, जिसके कारण हड्डी में दरारें पड़ जाती हैं।

हड्डी टूटने के कारण—हड्डी टूटने के प्रमुख कारण निम्नलिखित हैं—

1. सीधी चोट : शरीर के जिस भाग पर सीधी चोट लगती है वहां की हड्डी टूट जाती है। उदाहरण के लिए यदि हाथ पर कोई भारी वस्तु गिरेगी तो वहां की हड्डी टूट जाएगी अथवा सिर पर कोई बोझ गिरेगा अथवा लाठी, डंडे की चोट लगेगी तो यहां भी हड्डी टूट जाएगी।

2. धक्के की चोट : उस स्थिति में चोट तो कहीं अन्यत्र लगती है और उसके धक्के के कारण हड्डी किसी दूसरे स्थान की टूट जाती है। जैसे अधिक ऊंचाई से यदि पांव के बल गिरा जाए तो रीढ़ की हड्डी पर धक्का लगने के कारण वह टूट जाती है।

3. पेशियों का अत्यधिक खिंचाव : किसी पेशी पर अत्यधिक खिंचाव पड़ने पर उससे सम्बंधित हड्डी टूट जाती है। जैसे किसी जमी हुई वस्तु को हाथों से पकड़ कर अपनी ओर जोर से खींचा जाए तो पेशियों पर अधिक दबाव पड़ने के कारण कलाई की हड्डी टूट जाती है। कलाई के अतिरिक्त कोहनी, घुटने तथा कन्धे की हड्डियां भी

ऐसे ही कारणों से टूट जाती हैं।

हड्डी टूटने की पहचान : यदि टूटी हुई हड्डी, पेशी एवं त्वचा फाड़कर बाहर निकल आई हो तब तो उसके टूटने का फौरन पता चल जाता है। परन्तु यदि ऐसा न हुआ हो तो निम्नलिखित आधारों पर हड्डी टूटने की पहचान की जाती है--

1. दर्द होना : जिस जगह की हड्डी टूट जाती है, वहां अत्यधिक दर्द होता है।

2. सूजन आना : हड्डी टूटे हुए स्थान पर सूजन आ जाती है।

3. निष्क्रिय होना : जिस अंग की हड्डी टूट जाती है वह एकदम निष्क्रिय हो जाता है। उदाहरण के लिए यदि पांव की हड्डी टूट जाती है तो मनुष्य चल-फिर नहीं सकता।

4. विकृति आ जाना : जिस अंग की हड्डी टूट जाती है उसकी बाह्य आकृति विकृत हो जाती है। हड्डी टूटे हुए स्थान पर वह अंग झुका हुआ, मुड़ा हुआ, छोटा अथवा बढ़ा हुआ दिखाई देने लगता है अर्थात् उसका वास्तविक आकार बिगड़ जाता है।

5. असामान्य गति : अपने यथार्थ रूप से जो अंग हिलता-डुलता है, हड्डी टूट जाने पर वह निर्जीव वस्तु की भांति हिलने-डुलने लगता है। उदाहरण के लिए यदि हाथ-पांव की हड्डी टूट जाती है तो वे एकदम निर्जीव होकर लटकने और हिलने लगते हैं।

6. शब्द होना : हड्डी टूटे हुए स्थान पर यदि गति करने अथवा हिलाने-डुलाने की चेष्टा की जाती है तो हड्डी का एक सिरा टूटे हुए सिरे से रगड़ खाकर कड़कड़ाहट जैसा शब्द उत्पन्न करता है। परन्तु प्राथमिक चिकित्सक को चाहिए कि वह केवल ऐसे शब्द के आधार पर हड्डी का टूट जाना निश्चित न समझ लें, क्योंकि इस प्रकार का शब्द अन्य कारणों से भी हो सकता है और नहीं भी हो सकता है।

7. दबाकर अनुभव करना : हड्डी टूट हुए स्थान को यदि दबाकर देखा जाए तो उसके टूटने, न टूटने का पता चल सकता है। त्वचा के समीप वाली हड्डियों के विषय में इस विधि से जानकारी प्राप्त की जा सकती है।

हड्डी टूटने पर प्रारम्भिक उपचार—प्राथमिक चिकित्सक का कर्त्तव्य हड्डी को जोड़ना नहीं है। उसे केवल ऐसे उपचार करने चाहिए, जिससे हड्डी टूटने से होने वाले कष्ट में अति वृद्धि न हो। अतः उसके लिए आवश्यक है कि जब तक डॉक्टर न आ जाए या रोगी को डॉक्टरी सहायता न उपलब्ध हो जाए, तब तक रोगी के घायल अंगों को ऐसी स्थिति में बनाए रखे कि वे हिल-डुल न सकें।

इस काम के लिए खपच्चियों का उपयोग किया जाता है। विभिन्न अंग के लिए उपयुक्त आकार की खपच्चियां बाजार में मिलती हैं। परन्तु हड्डी टूटने की घटनाएं

प्राय: ऐसे स्थानों पर होती हैं जहां पर इन बाजारू खपच्चियों का मिल पाना सम्भव नहीं होता। ऐसी स्थिति में बांस की खपच्चियां विशेष रूप से काम देती हैं।

लगभग 2 इंच चौड़ी बांस की खपच्चियां बड़ें अंगों के लिए तथा 1 इंच चौड़ाई वाली छोटे अंगों के लिए उपयुक्त रहती हैं। खपच्चियों की गांठों के उठे हुए भाग को छीलकर हटा देना चाहिए ताकि वे चुभे नहीं।

खपच्चियों का चौड़ा तथा कठोर होना आवश्यक है। यदि बांस की खपच्चियां भी समय पर उपलब्ध न हों तो लकड़ी के चपटे टुकड़े, छड़ी, छाता, चप्पल, मुड़े हुए अखबार, गत्ते के टुकड़े आदि से भी काम चलाया जा सकता है। ऐसे अवसरों पर यदि पट्यिां उपलब्ध न हों तो पगड़ी, धोती, रूमाल, बनियान आदि से भी काम चलाया जा सकता है। कहने का तात्पर्य यह है कि आकस्मिक दुर्घटना के समय रोगी को जल्द से जल्द राहत देने की आवश्यकता होती है। अत: उस समय जो भी वस्तु काम देने योग्य मिल सके, उसी को काम में लाना चाहिए।

हड्डी टूटने वाली जगह से अथवा अन्य अंगों से यदि रक्त बह रहा हो तो सर्वप्रथम उसे रोकना आवश्यक होता है। जब रक्त स्राव रुक जाए तब हड्डी टूटे अंग को खपच्चियों तथा पट्टियों की सहायता से ऐसी स्थिति में बांधना चाहिए कि वह हिल-डुल न सकें।

खपच्चियां आदि बांधने से पूर्व उनके ऊपर कपड़ों अथवा रुई की कई परतें लपेट लेनी चाहिए। साथ ही टूटे हुए अंग पर भी रुई अथवा कपड़े की मोटी तह रख देना चाहिए ताकि खपच्चियों के बांधे जाने पर उनकी रगड़ के कारण शरीर के घायल भाग को पीड़ा न पहुंचे।

घायल अंगों को सहारा देकर आराम की स्थिति में रखना आवश्यक है। उसे हिलने-डुलने न दें अन्यथा अधिक हानि हो सकती है। विशेषकर सिर, रीढ़, जांघ तथा पसली की हड्डी टूटे हुए रोगी को इस प्रकार लिटाए रखना चाहिए कि वह तनिक भी हिल-डुल न सके।

हड्डी टूटे हुए घायल व्यक्ति के शरीर को गर्म बनाए रखने का प्रयत्न करना चाहिए। इसके लिए उसे गर्म अथवा अन्य किस्म के पर्याप्त वस्त्र ओढ़ा दें और यदि वह पी सके तो गर्म चाय अथवा दूध भी पिलाएं।

विशेष–1. यदि हड्डी टूटने का संदेह मात्र ही हो तो भी उक्त उपचार करना आवश्यक हैं।

2. डॉक्टरी सहायता तुरन्त उपलब्ध करानी चाहिए। यदि डॉक्टर स्वयं रोगी तक न आ सके तो प्राथमिक उपचार के पश्चात् रोगी को शीघ्र से शीघ्र डॉक्टर के समीप अथवा चिकित्सालय में पहुंचाने का प्रयत्न करना चाहिए। ऐसे रोगी को डॉक्टर के समीप ले जाते समय किन विधियों का अपनाना आवश्यक है, उसका वर्णन आगे किया जाएगा।

3. कुछ विशिष्ट हड्डियों की टूट की स्थिति में कौन से प्राथमिक उपचार आवश्यक हैं, इसके विषय में नीचे लिखे अनुसार समझ लेना चाहिए।

रीढ़ की हड्डी का टूटना

रीढ़ की हड्डी का टूटना बहुत घातक सिद्ध होता है। इसमें यदि रोगी की तुरन्त मृत्यु नहीं हो जाती तो रीढ तन्तु से सम्बंधित अंग चेतनाहीन हो जाते हैं।

यदि रीढ़ की हड्डी टूटने के कारण रीढ़ रज्जू में चोट आ जाती है तो रोगी तुरन्त ही मूर्छित एवं निर्जीव सा हो जाता है। इन लक्षणों के अभाव में यह समझना चाहिए, कि रीढ़ रज्जू सुरक्षित है।

रीढ़ की हड्डी के जितने ऊपरी भाग में चोट लगती हैं, रोगी का जीवित रह पाना उतना ही असम्भावित हो जाता है।

रीढ़ की हड्डी टूटे हुए घायल को तनिक भी हिलने-डुलने न दें। उसे कम्बल अथवा मोटी चादर ओढ़ाकर ठण्ड से बचाते रहें। पीने के लिए गर्म दूध अथवा चाय दें तथा यदि बेहोशी आ गयी हो तो उसे दूर करने का प्रयत्न करें। इसके बाद और कोई उपचार न करके डॉक्टर के आने की प्रतीक्षा करें अथवा रोगी व्यक्ति को तुरन्त डॉक्टर के समीप ले जाएं।

रोगी को स्ट्रेचर अथवा चारपाई पर लिटाकर डॉक्टर के पास ले जाया जा सकता है। रोगी को स्ट्रेचर अथवा चारपाई पर लिटाते समय भी बहुत सावधानी बरतने की आवश्यकता है। यह काम चार व्यक्तियों द्वारा आसानी से सम्पन्न हो सकता है। इनमें से एक व्यक्ति रोगी के कूल्हों के नीचे हाथ रखकर सहारा दें-दूसरा घायल के पांवों को साधे रहे। तीसरा व्यक्ति घायल के हाथों के नीचे सहारा दे, तथा चौथे को रोगी की पीठ के नीचे-अपने हाथों का सहारा देना चाहिए।

यदि रोगी व्यक्ति कोट पहने हो तो उसके बटन खोलकर तीसरे तथा चौथे व्यक्ति को चाहिए कि वह कोट के दोनों सिरों को मजबूती से पकड़कर रोगी को ऊंचा उठाएं और स्ट्रेचर तथा चारपाई पर लिटा दें। इस स्थिति में भी वह एक व्यक्ति को अपना एक हाथ घायल के सिर के नीचे लगाए रखना चाहिए ताकि उसे सहारा मिलता रहे।

यदि स्ट्रेचर तथा चारपाई उपलब्ध न हो तो कम्बल, पतली दरी अथवा मोटी चादर से भी स्ट्रेचर का काम लिया जा सकता। इसके लिए पहले कम्बल अथवा चादर आदि को रोगी के सिर की ओर लम्बाई से बिछा दें, तत्पश्चात् दो व्यक्ति घायल के दोनों बगल में बैठकर धीरे-धीरे कम्बल अथवा चादर आदि को रोगी के सिर तथा कंधों के नीचे लाकर उसे धीरे-धीरे खींचते हुए पांवों तक ले आयें। इस प्रकार रोगी का सम्पूर्ण शरीर उस कम्बल-चादर के दोनों किनारों पर एक-एक डण्डा अथवा बांस की पूरी लम्बाई में रखकर उसे लपेटते हुए घायल के समीप ले आयें, इस प्रकार जो स्ट्रेचर तैयार हो उसके डंडों के चारों कोनों को चार व्यक्ति पकड़कर धीरे-धीरे उठाएं तथा घायल

को अस्पताल या डॉक्टर के पास पहुंचा दें।

इस सम्पूर्ण क्रिया में यह ध्यान रखना चाहिए कि घायल व्यक्ति का शरीर हिलने-डुलने न पाये। कम्बल दरी, अथवा चादर के स्थान पर तिरपाल का उपयोग भी किया जा सकता है। परन्तु इसमें से प्रत्येक वस्तु की लम्बाई रोगी के शरीर की पूरी लम्बाई के बराबर अवश्य हो तथा चौड़ाई भी इतनी अधिक होनी चाहिए कि उसमें दोनों किनारों पर बांस अथवा डंडों को तीन-बार लपेटा जा सके।

बांस अथवा डंडों की लम्बाई भी उतनी होनी चाहिए कि उनके सिरे दोनों ओर पर्याप्त दूरी तक निकले रहें ताकि उन्हें आसानी से पकड़कर उठाया जा सके।

यदि पूर्वोक्त प्रकार का कोई भी स्ट्रेचर उपलब्ध न हो तो ऐसी संकट-कालीन स्थिति में पूरी लम्बाई वाले तख्ते का प्रयोग भी किया जा सकता है। स्ट्रेचर, चारपाई, दरी, कम्बल तथा तख्ते आदि पर रोगी को लिटाते समय उसकी गर्दन तथा पीठ को सहारा देने के लिए तकिये तथा गद्दी रखनी चाहिए। यदि घायल व्यक्ति के कपड़े सुरक्षित हों तो उसके शरीर के इर्द-गिर्द एक चौड़ी पट्टी को इस प्रकार लपेटना चाहिए कि वह रोगी के कंधे से नीचे रहे। फिर उस पट्टी को पकड़कर रोगी को स्ट्रेचर पर लिटाया जा सकता है।

रीढ़ की हड्डी के कारण यदि गर्दन की कोशिकाओं को भी चोट पहुंची हो तो रोगी के सिर को स्थिर कर देना चाहिए। ऐसा करने के लिए रोगी के सिर के दोनों ओर लिपटे हुए कम्बल अथवा रेत की थैलियों को रखा जा सकता है। एड़ियों पर दबाव न पड़ने देने के लिए उनके नीचे कम्बल लपेटकर रखना उचित होता है।

यदि रोगी को किसी ऊबड़-खाबड़ मार्ग से काफी दूर तक ले जाना हो तो उसके शरीर को कूल्हे, पिण्डली से ऊपर चौड़ी पट्टियों द्वारा स्ट्रेचर के साथ बांध देना चाहिए।

उक्त विधि से हड्डी टूट के प्रत्येक गम्भीर रोगी को चिकित्सक के समीप पहुंचाया जा सकता है।

पसलियों की हड्डी का टूटना

सीधी अथवा तिरछी-चोट के कारण पसलियों की हड्डी टूट जाती है। यदि चोट सीधी तथा गहरी हो तो हड्डियों के सिरों के भीतर की ओर धंस जाने के कारण फेफड़ों के घायल रहने की सम्भावना रहती है। तिरछी चोट में हड्डियों के टूटे सिरे भीतर की ओर धंस जाते हैं तथा एक से अधिक पसलियों को चोट लग सकती है।

पसलियों की हड्डी टूट जाने पर घायल को सांस लेने तथा खांसने में बहुत कष्ट होता है तथा सांस लेते समय कड़कड़ाहट का शब्द सुनाई देता है। ऐसी स्थिति में घायल को लम्बी सांस लेने से रोक देना चाहिए।

पसलियों के टूटने के कारण कई अन्य भीतरी अवयव भी प्रभावित हो सकते हैं और उनमें रक्त स्राव होने लगता है। यदि चोट घातक हो तो रोगी को तुरंत ही डॉक्टर

के पास पहुंचाना चाहिए। यदि चोट सामान्य प्रतीत हो अर्थात् भीतरी अवयव घायल न हुए हों तो निम्नलिखित प्राथमिक उपचार करना चाहिए–

1. चोट वाले स्थान के दोनों ओर चौड़ी पट्टियों को इस प्रकार बांधे कि एक चोट के स्थान के ऊपरी ओर तथा दूसरी निचली ओर रहे। ऐसी पट्टियों के बांध देने पर चोट के बढ़ने की सम्भावना नहीं रहती।

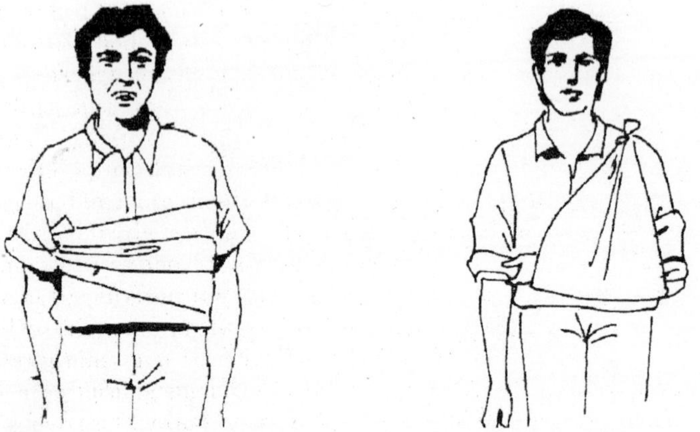

पसलियों की हड्डी टूटने पर पट्टी बांधना।

पट्टियों को बांधने से पूर्व घायल से यह कह देना चाहिए कि वह जितनी सांस को बाहर खींच सकता हो, खींचे ताकि फेफड़े हवा से खाली न हो जाएं। पट्टियों की गांठ पीड़ा वाले स्थान से हटाकर बांधनी चाहिए। साथ ही घायल भाग के बाहु वाली ओर को एक चौड़ी पट्टी द्वारा गले से लटका देना चाहिए। (चित्रानुसार)।

परन्तु यदि पसलियों के टूटने के साथ ही भीतरी अवयव घायल हों तो ऐसी पट्टी नहीं बांधनी चाहिए अन्यथा घायल व्यक्ति को हानि पहुंचेगी। इस स्थिति में केवल चूषक घावों (Sucking Wounds) पर ही पट्टी बांधनी चाहिए। ऐसी स्थिति में घायल व्यक्ति की छाती के वस्त्रों को ढीला करके उसे ऐसी स्थिति में लिटा देना चाहिए कि जिस ओर चोट लगी हो उस बगल की ओर उसका शरीर कुछ झुका रहे। उसे शान्ति से लेटा रहने दें, ना तो उससे बातचीत करें और ना उसे हिलने-डुलने दें। उसे चूसने के लिए बर्फ निरन्तर देते रहें तथा चोट वाले स्थान पर भी बर्फ रखें।

घायल को सुलाने अथवा शक्ति पहुंचाने वाले उद्देश्य से उसे किसी मादक द्रव्य का सेवन भी न कराएं तथा उसे शीघ्र से शीघ्र डॉक्टरी सहायता उपलब्ध हो सके ऐसा प्रयत्न करें।

हंसुली की हड्डी का टूटना

हंसुली की हड्डी तिरछी चोट के कारण टूटती है। हाथों के बल अथवा कंधों के सहारे गिरने से इस पर जोर का धक्का पड़ता है जिसके कारण यह टूट जाती है। जिस ओर से हंसुली टूटती है उस ओर की बांह बेकार हो जाती है और निर्जीव सी होकर लटकने लगती है, घायल व्यक्ति स्वयं ही अपने दूसरे हाथ से उस लटके हुए हाथ की कोहनी को सहारा दे सकता है। सहारा मिलने से जब वह बांह कुछ ऊंची हो जाती है तब टूटी हुई हंसुली के स्थान पर खिंचाव पड़ना बन्द हो जाता है तथा घायल को कुछ राहत मिलती है। इसके प्राथमिक उपचार हेतु सर्वप्रथम रोगी के कोट, कमीज आदि वस्त्रों को उतार दें। जिस ओर की बांह स्वस्थ हो, पहले उसी ओर से वस्त्र उतारने चाहिए।

यदि दोनों हंसुली टूट गई हों उस स्थिति में वस्त्र उतारते समय अधिक सावधानी की आवश्यकता पड़ेगी अन्यथा खिंचाव पड़ने से चोट के बढ़ जाने की सम्भावना बनी रहेगी। परन्तु यदि घायल व्यक्ति को चिकित्सा के लिए दूर ले जाना हो तब इच्छित स्थान पर पहुंचने के बाद ही वस्त्र उतारने चाहिए।

अब रोगी की छाती एवं टूटी हुई भुजा के बीच एक गद्दी का सहारा दें–गद्दी लगभग 3 इंच चौड़ी हो। इसे किसी बड़े कपड़े की तह में लपेटकर तैयार किया जा सकता है। फिर टूटी हंसुली की ओर वाली बांह को कोहनी पर मोड़कर वक्षस्थल पर चिपका कर रखें। (चित्रानुसार)

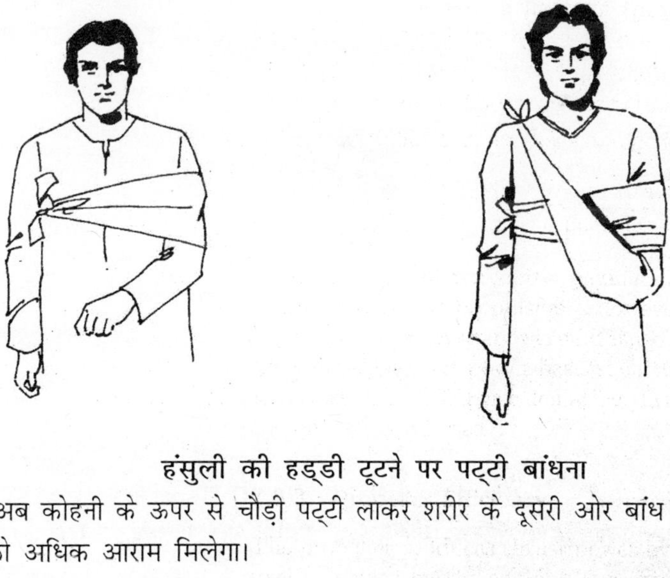

हंसुली की हड्डी टूटने पर पट्टी बांधना

अब कोहनी के ऊपर से चौड़ी पट्टी लाकर शरीर के दूसरी ओर बांध दें, इससे रोगी को अधिक आराम मिलेगा।

यदि दोनों ओर की हंसुली टूट गयी हो तो तीन तिकोनी पट्टियां लें–सर्वप्रथम दोनों बगलों में एक-एक गद्दी रख दें। फिर तिकोनी पट्टी को पतली पट्टी का रूप देकर एक बगल के नीचे से निकाल कर दूसरी ओर के कंधे पर बांध दें तथा इसी प्रकार की दूसरी पट्टी को दूसरे कंधे पर बांधे। तत्पश्चात् सामने की ओर आकर घायल की दोनों बांहों को कोहनियों से मोड़कर वक्ष स्थल पर इस प्रकार रखें कि दोनों हाथ एक दूसरे पर रहें। हाथों को इसी प्रकार बनाए रखने के लिए पीठ की ओर से एक चौड़ी पट्टी लाकर हाथों के ऊपर सामने की ओर गांठ देकर बांध देना चाहिए।

छाती की हड्डी का टूटना

यह हड्डी मजबूत होने के कारण कम टूटती है। इस हड्डी को टूट जाने अथवा ऐसा संदेह हो जाने पर रोगी के शरीर के वस्त्र ढीले करके उसे जिस प्रकार लेटने में आराम मिले उसी प्रकार लेटे रहने देकर डॉक्टर की प्रतीक्षा करनी चाहिए।

यदि रक्त स्राव हो अथवा रोगी को मूर्छा आ गयी हो तो उसका सामयिक उपचार करना आवश्यक है।

जबड़े की हड्डी का टूटना

यह हड्डी प्रायः घूंसे की चोट से अथवा मुंह के बल गिरने से टूट जाती है। इसके कारण दांतों की स्थिति में अन्तर पड़ जाता है तथा मसूड़ों से खून बहने लगता है।

इसके टूट जाने पर सर्वप्रथम ठोड़ी को हथेली का सहारा देकर ऊपर तथा नीचे के जबड़ों को उचित स्थिति में लाने का प्रयत्न करना चाहिए। तत्पश्चात् एक पट्टी को नीचे से तथा गालों के ऊपर से ले जाते हुए सिर के ऊपर बांधनी चाहिए तथा दूसरी पट्टी ठोड़ी तथ दोनों कानों के नीचे से ले जाकर गर्दन के पीछे बांधनी चाहिए। अन्त में दोनों पट्टियों के सिरे को एक दूसरे से बांध दें ताकि पट्टियां अपने स्थान से खिसकने न पाएं।

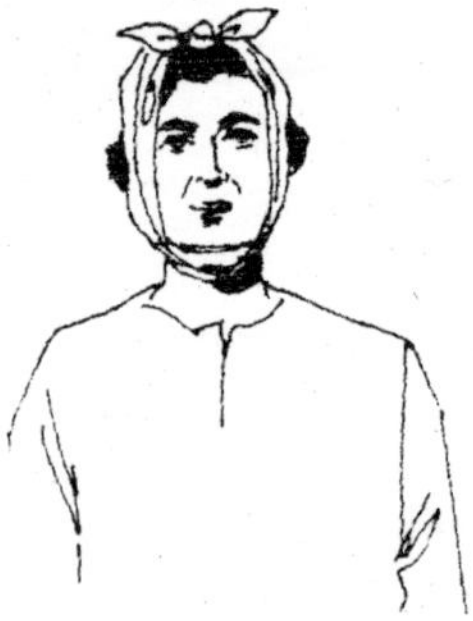

जबड़े की हड्डी टूट जाने पर पट्टी बांधना।

उक्त प्रकार से ये पट्टियां बांध देने के उपरान्त घायल व्यक्ति को डॉक्टर के पास ले जाना चाहिए।

बांह की हड्डी का टूटना

बांह तथा टांग की हड्डियां प्रायः सीधी चोट लगने से ही टूटती हैं।

बांह की हड्डी–(1) कंधे के पास से (2) मध्य भाग में अथवा (3) कोहनी के समीप टूट सकती है।

हड्डी के टूट जाने पर सर्वप्रथम बांह के वस्त्रों को निकाल देना चाहिए। तत्पश्चात् निम्नलिखित विधि से प्राथमिक उपचार करना चाहिए–

यदि हड्डी कंधे के पास से टूटी हो तो उस बांह को कोहनी से मोड़कर वक्षस्थल पर लगाएं, तथा एक चौड़ी पट्टी लेकर उसके मध्य भाग को बांह के ऊपरी भाग पर रखकर पट्टी के एक सिरे को पीठ की ओर से तथा दूसरे सिरे को वक्षस्थल के ऊपर से ले जाकर, दूसरी ओर की बगल तक लायें।

तत्पश्चात पीठ वाले सिरे को बगल से सामने की ओर निकालें, तथा वक्षस्थल वाले सिरे को बगल से पीठ की ओर निकालकर दोनों सिरों को कंधे के ऊपर गांठ लगाकर बांध लें। फिर अग्रबाहु को पतली पट्टी द्वारा गले से लटका दें।

इस प्रकार जब हड्डी को सहारा मिल जाए तो घायल व्यक्ति को डॉक्टर के पास ले जाएं।

यदि बांह के मध्य भाग की हड्डी टूटी हो तो चार खपच्चियों अथवा उसके स्थान पर उपयोग में लाई जा सकने योग्य किसी अन्य वस्तु को लेकर उसे बांह के चारों ओर लगा दें।

इन चारों खचच्चियों में से एक खपच्ची को बगल से कोहनी के भीतर लगाई जाए। खपच्ची जो बगल में लगी हो अन्य खपच्चियों से कुछ मोटी होनी चाहिए। इन खपच्चियों को ऊपर तथा नीचे, दो जगह पतली छोटी पट्टियों द्वारा भली-भांति बांध देना चाहिए ताकि वह हिलने व खिसकने न पाएं।

यदि चार खपच्चियां न मिल सकें तो केवल दो से भी काम चलाया जा सकता है।

इसके बाद अग्रबाहु को कोहनी से मोड़कर पतली पट्टी द्वारा गले से लटका देना चाहिए।

इस हड्डी के मध्य भाग से टूटने पर निम्नलिखित में से इस उपचार विधि को भी प्रयोग में लाया जा सकता है।

दो खपच्चियां ले, जिसमें से एक कोहनी तथा बगल तक व दूसरी कोहनी से अंगुलियों के सिरे तक लम्बी हो।

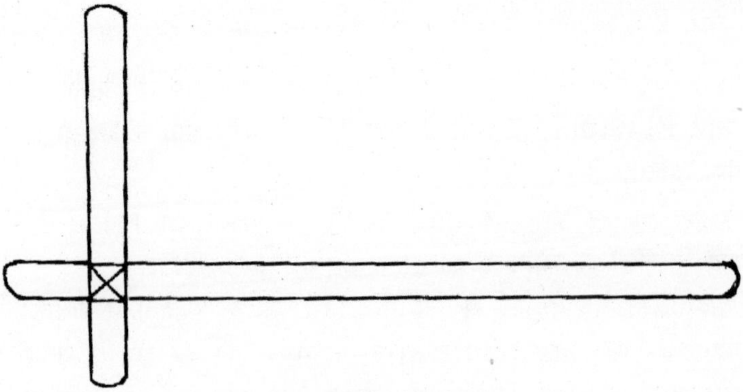

दो खपच्चियां बांधना

इन दोनों खपच्चियों को (चित्रानुसार दिखाए गये) एक-दूसरे के समकोण में बांध दें। अब कोहनी को समकोण पर मोड़कर पूर्वोक्त विधि से तैयार की गयी खपच्ची को समकोण पर मुड़ी हुई बाहु की भीतरी सतह से मिलाकर रख दें। फिर एक अन्य छोटी खपच्ची को बांह की बाहरी सतह पर रखकर चार पतली पट्टियों द्वारा बांध दें। फिर ऊपरी बांह तथा सम्पूर्ण खपच्ची के ऊपरी भाग को एक पतली पट्टी द्वारा बांध दें। अन्त में पतली पट्टी द्वारा हाथ को गले से लटका दें।

यदि बांह की हड्डी कोहनी के समीप से टूटी हो तो निम्नलिखित विधि से उपचार करना चाहिए-

पूर्वोक्त प्रकार से एक सम्पूर्ण खपच्ची बनाकर बांध दें तथा चौड़ी खपच्ची द्वारा हाथ को गले से लटका दें। फिर घायल को पलंग पर आराम से लिटाने के बाद इन पट्टियों को खोलकर घायल हाथ को तकिया अथवा अन्य मुलायम गद्दी के सहारे रख दें तथा चोट वाले स्थान पर बर्फ के पानी से भीगा हुआ कपड़ा रखें।

यदि अग्रबाहु की हड्डी कलाई के समीप से टूटी हो तो निम्नलिखित विधि से उपचार करें-

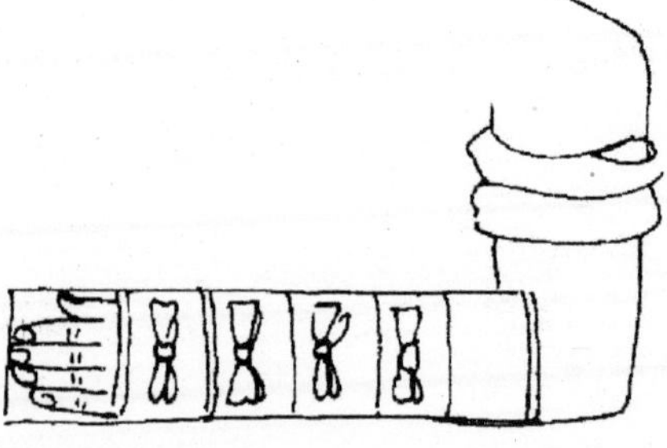

अग्रबाहु की हड्डी टूटने पर पट्टी बांधना

हाथ की कोहनी समकोण से मोड़कर पेट पर रखें। बाहु के दोनों ओर की सतह पर दो खपच्चियां रखें। एक खपच्ची कोहनी के जोड़ से, हाथ की अंगुली के सिरों तक, भीतर की ओर तथा दूसरी खपच्ची बाहर की अंगुलियों से कोहनी के बाहरी सिरे तक रखें। बांधने से पूर्व खपच्चियों पर कपड़ा लपेट लेना चाहिए।

पूर्वोक्त प्रकार से दोनों खपच्चियों को ठीक से लगाने के बाद उसे (चित्रानुसार) चार स्थानों पर बांध दें। अन्त में एक चौड़ी पट्टी द्वारा हाथ को गले से लटका दें और घायल को शीघ्रताशीघ्र डॉक्टरी सहायता दिलाने की व्यवस्था करें।

अंशमेखला का टूटना

यह हड्डी भी बहुत मजबूत होती है तथा प्रायः कम ही टूटती है। यह अक्सर सीधी चोट से टूटती है। यह मेखला जिस जगह टूटती है वह स्थान कुरूप हो जाता है तथा वहां दर्द भी होता है। इसका उपचार निम्नानुसार करना चाहिए।

जिस ओर से अंशमेखला टूटी हो उस ओर वाली बगल के नीचे से एक चौड़ी पट्टी को दूसरी ओर के कंधे के ऊपर लाएं। फिर पट्टी के दोनों सिरों को कंधों पर से घुमाकर उस कंधे की ओर वाली बगल में लाकर गांठ बांध दें। तत्पश्चात् घायल ओर वाली बांह चौड़ी अथवा पतली पट्टी द्वारा गले से लटका लें। (चित्रानुसार)

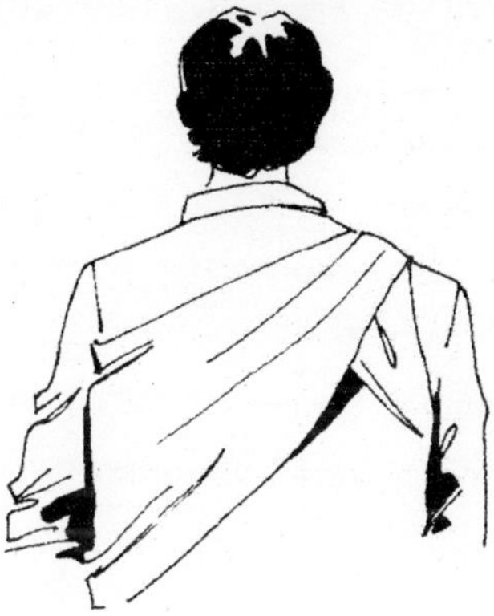

अंशमेखला की हड्डी टूट पर पट्टी बांधना

हथेली तथा अंगुली की हड्डी टूटना

हथेली तथा अंगुलियों की हड्डियां किसी तरह कुचल जाने के कारण चोट लग जाने या झटका खा जाने के कारण टूट जाती है। ऐसा घायल डॉक्टर के पास स्वयं भी जा सकता है। परन्तु यदि डॉक्टर समीप न हो तो निम्नलिखित प्राथमिक उपचार करने के पश्चात् रोगी को डॉक्टर के पास ले जाना चाहिए।

पूरी हथेली की लम्बाई की एक चौड़ी खपच्ची लेकर उस पर कपड़ा लपेट दें

अथवा खपच्ची व हथेली के बीच कपड़े की एक गद्दी अथवा रुई रखकर हथेली को खपच्ची पर सीधा रख दें। फिर एक तिकोनी पतली पट्टी को इस प्रकार रखें कि पतली पट्टी का मध्य भाग अंगुलियों पर रहे। तत्पश्चात् उसके दोनों सिरों को एक दूसरे के ऊपर विपरीत दिशा में ले जाते हुए कलाई के नीचे लाएं तथा एक दो बार कलाई पर लपेट कर वहीं बांध दें।

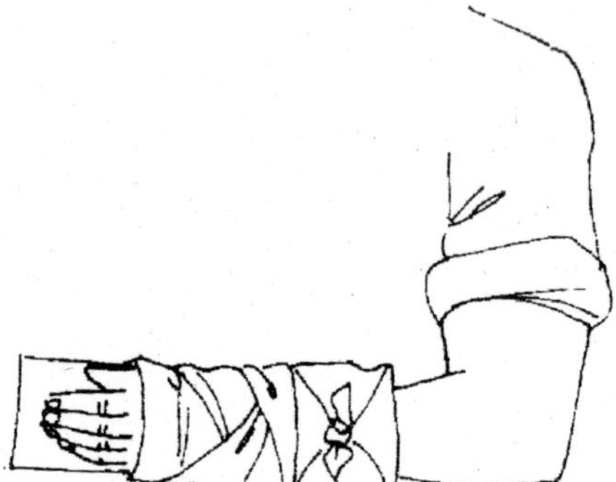

हथेली की हड्डी पर पट्टी बांधना

पांव के तलुए तथा अंगुलियों की हड्डी का टूटना

पांव के तलुए तथा अंगुलियों की हड्डी भी चोट लगने, कुचलने, झटका खाने से टूटती हैं। उसके प्राथमिक उपचार में भी, हथेली की भांति ही तलुए के नीचे खपच्ची रखकर पट्टी बांधी जाती है। ऐसी टूट के समय यदि घायल व्यक्ति जूते पहने हुए हो तो उन्हें पिछली सिलाई खोलकर निकाल देना चाहिए ताकि टूटी हड्डियों पर कोई दबाव न पड़े। घायल को चलने भी नहीं देना चाहिए।

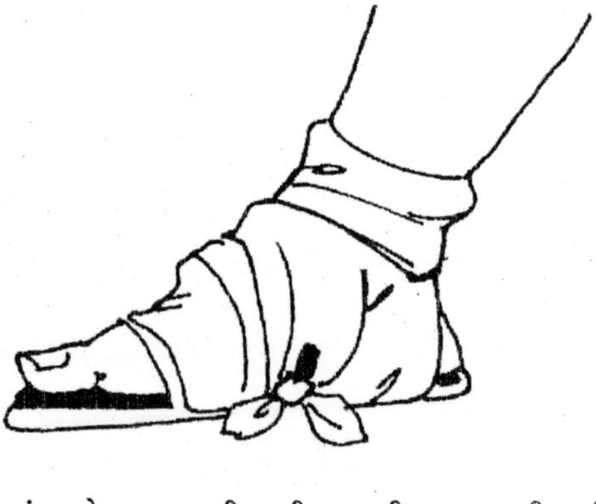

पांव के तलुए की टूटी हड्डी पर पट्टी बांधना

टांग की हड्डी का टूटना

यह हड्डी भी सीधी चोट से टूटती है और टूटने पर प्राय: त्वचा के बाहर निकल आती है। इसके लिए निम्नलिखित प्राथमिक उपचार करें–

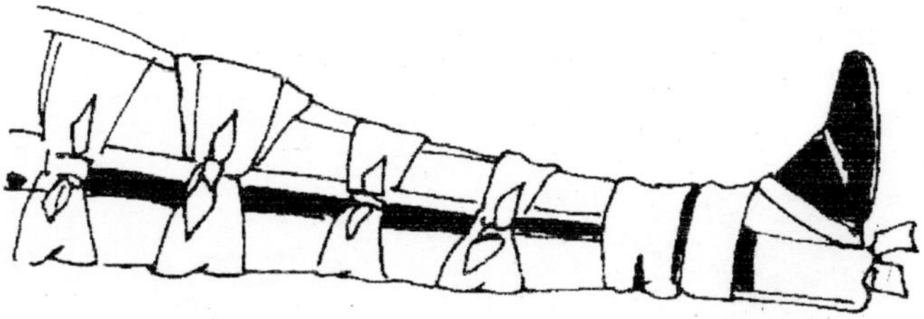

टांग की हड्डी-टूट की पट्टी बांधना

घायल टांग को सीधा फैला दें। फिर तलुए से घुटने तक की लम्बाई वाली दो पतली तथा चिकनी खपच्चियां अथवा लकड़ी के टुकड़े लेकर उन्हें घुटने से तलुए तक दोनों बगलों में एक-एक लगा दें।

दूसरी टांग को भी सीधा फैला देना चाहिए, उसके पश्चात् किसी दूसरे व्यक्ति की सहायता से दोनों पांवों को फर्श पर एक दूसरे के बराबर रखकर खपच्चियों को स्थिर रखने के लिए निम्नानुसार पांच पट्टियां बांधनी चाहिए–पहली पट्टी घुटनों से कुछ ऊपर खपच्चियों के सिरों पर बांधें। दूसरी चोट के स्थान से कुछ ऊपर तथा तीसरी चोट के स्थान से कुछ नीचे बांधें। इन तीन पट्टियों को घायल टांग तथा दोनों खपच्चियों के चारों ओर बांधा जाता है। चौथी पट्टी को दोनों घुटनों तथा खपच्चियों के चारों ओर बांधें तथा पांचवीं पट्टी के मध्य भाग को दोनों टखनों के नीचे रखकर उनके दोनों सिरों को ऊपर ले जाएं। फिर दोनों हाथों के सिरों को बदलकर तलुओं की ओर ले जाकर बांध दें। यदि पांवों को पकड़ने के लिए कोई अन्य सहायक न हो तो सर्वप्रथम इसी पट्टी को बांधना चाहिए। उक्त विधि से पांव को बांधने के उपरान्त घायल व्यक्ति को स्ट्रेचर पर लिटाकर डॉक्टर के समीप ले जाना चाहिए।

जांघ की हड्डी का टूटना

इस हड्डी का ऊपरी भाग फिसलकर गिरने अथवा थोड़ी सी चोट लगने पर ही टूट जाता है। यह हड्डी जांघ के समीप मध्य भाग में अथवा घुटने के समीप भी टूट जाती है इसके टूट जाने के कारण टांग के आकार में अन्तर आ जाता है। वह कुछ छोटी

पड़ जाती है तथा तलुवों को पृथ्वी से ऊपर नहीं उठ पाता। इसके अतिरिक्त सूजन आ जाती है तथा दर्द होता है।

इसका प्राथमिक उपचार इस प्रकार करें–सर्वप्रथम घायल व्यक्ति को चित्त लिटाकर उसके दोनों पांवों को सीधा कर दें। घायल पांव को धीरे-धीरे खींचकर जितना सम्भव हो सके, स्वस्थ पांव के बराबर लाने का प्रयत्न करें। यदि कोई दूसरा व्यक्ति भी सहायक हो तो उसे घायल व्यक्ति के दोनों पांव पकड़ा दें। फिर एक पट्टी द्वारा घायल के दोनों पांव को आपस में बांध दें।

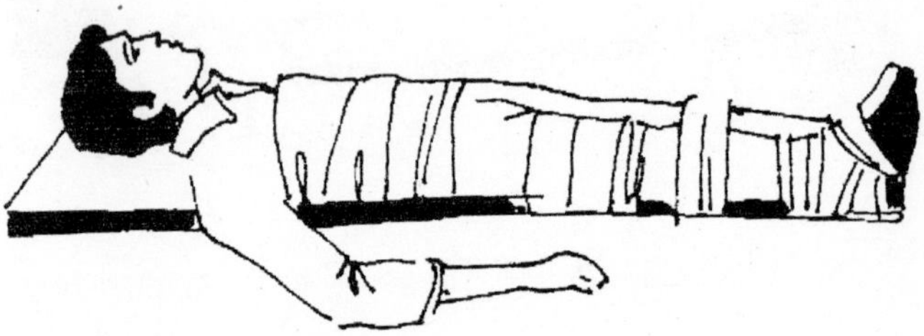

जांघ की हड्डी की टूट पर पट्टी बांधना

उपरोक्त प्राथमिक सहायता पहुंचाने के बाद उपयुक्त लम्बाई की दो खपच्चियां लेकर, उन पर कपड़ा लपेट कर उनमें से एक खपच्ची को घायल जांघ के भीतरी ओर ज़ांघ के जोड़ से घुटने तक तथा दूसरी को उसी ओर हाथ की बगल से तलुए तक लगाएं।

फिर तीन चौथाई तथा चार तिकोनी पट्टियां लेकर उन्हें उपरोक्त चित्र में प्रर्दशित क्रमानुसार बांधें। विधि इस प्रकार है–

पहली चौड़ी पट्टी को हाथ की बगल से कुछ नीचे वक्षस्थल तथा लम्बी खपच्ची के ऊपर लपेटते हुए बांध दें। दूसरी चौड़ी पट्टी को कमर के नीचे, पेडू पर लम्बी खपच्ची से ऊपर लपेटते हुए बांधे। तीसरी पतली पट्टी को चोट से कुछ ऊपर, जांघ तथा दोनों खपच्चियों के ऊपर लपेटते हुए बांधें। चौथी पतली पट्टी को तीसरी पतली पट्टी की ही भांति चोट वाले स्थान से कुछ नीचे की ओर बांधें। पांचवीं चौड़ी पट्टी को दोनों घुटनों तथा खपच्चियों के ऊपर से लपेट कर बांधें। छठी पतली पट्टी को टांग के मध्य भाग में लम्बी खपच्ची तथा घायल टांग के ऊपर से लपेटते हुए बांधें तथा सातवीं पतली पट्टी को दोनों टांगों के टखने के ऊपर से लपेटते हुए तलुए के नीचे गांठ लगाकर बांध दें।

उपर्युक्त विधि से पट्टियां बांधने के पश्चात् घायल व्यक्ति को स्ट्रेचर पर लिटाकर यथाशीघ्र चिकित्सक के पास ले जायें।

घुटने की हड्डी टूटना

यदि हड्डी खेलकूद के समय, पेशियों के खिंचाव अथवा उन पर झटका लगने अथवा सीधी चोट लगने से टूटती है—इसके लिए निम्नानुसार प्राथमिक उपचार करना चाहिए—

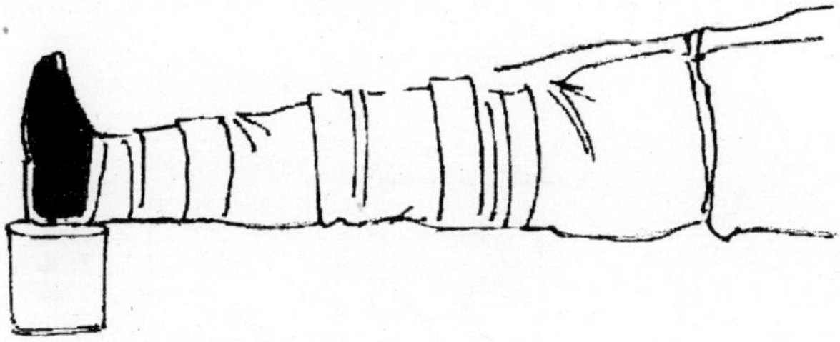

घुटने की हड्डी टूट पर पट्टी बांधना

सर्वप्रथम घायल व्यक्ति को चित्त लिटा दें। फिर जिस पांव के घुटने की हड्डी टूटी हो, उसकी पिछली सतह से जांघ के जोड़ से नीचे एड़ी तक एक लम्बी खपच्ची लगाएं तथा एक पट्टी को घुटने के ऊपर से लाकर, घुटने के नीचे खपच्ची पर से दोबारा घुमाते हुए पुनः घुटने में नीचे की ओर लाकर बांध दें। फिर खपच्ची को स्थिर रखने के लिए एक पट्टी टांग पर, एक जांघ पर तथा एक टखने पर बांध दें।

पट्टियां बांधते समय तथा उसके बाद भी पांव की एड़ी को किसी वस्तु के सहारे टांग कर कुछ ऊंचा कर देना चाहिए। इससे रोगी को आराम मिलता है तथा घायल घुटने पर बर्फ के पानी से भिगोए हुए कपड़े को रखकर ठण्डक पहुंचानी चाहिए।

इसके बाद रोगी के घायल पांव को कुछ ऊंचा रखते हुए, स्ट्रेचर पर लिटाकर डॉक्टर के पास ले जाना चाहिए।

पट्टी बांधने की आवश्यकता (Bandaging)—चोट-मोच, अस्थि भंग आदि की स्थिति में शरीर के क्षत-विक्षत भागों पर पट्टी बांधने की आवश्यकता पड़ती है।

निम्नलिखित कारणों से भी पट्टियां बांधी जाती हैं—

1. घाव अथवा चोट लगे अंगों को छूत (Infection) तथा बाहरी धूल आदि के दुष्प्रभाव से सुरक्षित रखने के लिए।

2. रक्त प्रवाह को रोकने के लिए।

3. शरीर के किसी भाग पर दबाव डालकर, वहां रक्त संचालन की गति को धीमी करने के लिए।

4. शरीर के चोट खाए हुए किसी अंग अथवा किसी भाग की पेशियों तथा

रक्तवाहिनी नसों को सहारा देने के लिए।

5. चोट खाए हुए भाग को हिलने-डुलने से रोकने के लिए।

6. शोथ (सूजन) तथा संधि की गति को कम करने के लिए।

7. टूटी हुई अथवा स्थान भ्रष्ट हड्डी को जोड़ने अथवा यथास्थान बैठा देने के बाद, उसे पुनः अपने स्थान से हटने न देने के लिए।

8. यदि घाव की ड्रेसिंग की गयी हो और उस स्थान पर रुई, कपड़ा अथवा खपच्ची को रखा गया हो, तो उसे अपनी जगह से न हटने देने के लिए।

विभिन्न तरह के फ्रैक्चर

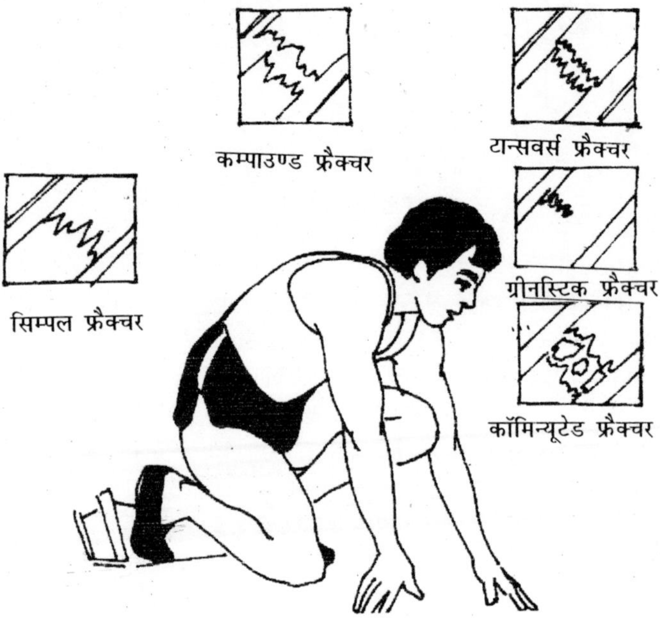

हड्डी ऐसे जुड़ती है :

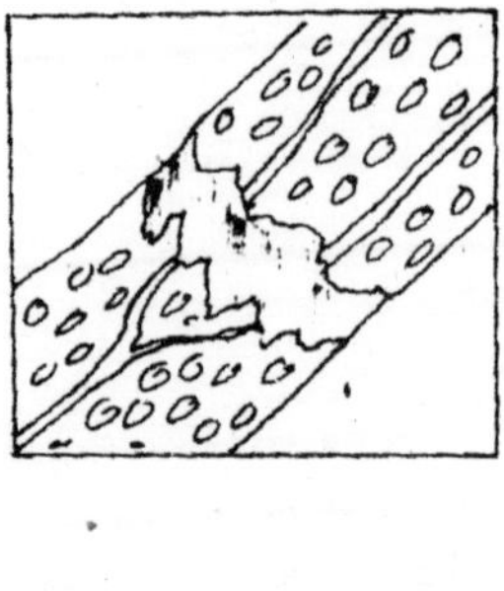

1. हड्डी के दोनों टूटे छोरों पर खून का एक थक्का जम जाता है, जो क्षतिग्रस्त हो चुकी वाहिकाओं को सील करने का काम करता है।

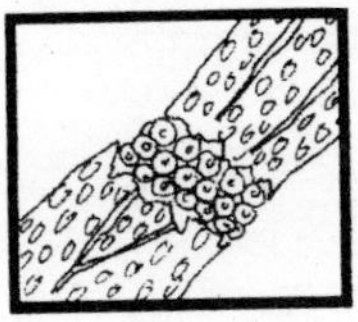

2. "मैक्रोफेज', घाव के स्थान पर पहुँचकर वहां पर जमे मलबे को हटा देते हैं। इसके बाद फाइब्रोब्लास्ट्स नये टिश्यूज को आधार देने के लिए एक जाली की रचना करते हैं।

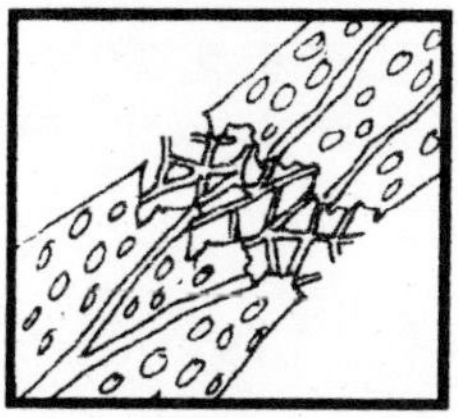

3. नयी हड्डी (कैलस), फ्रैक्चर हुई हड्डी के दोनों छोरों के बीच से फ्रैक्चर की रेखा में बनती है।

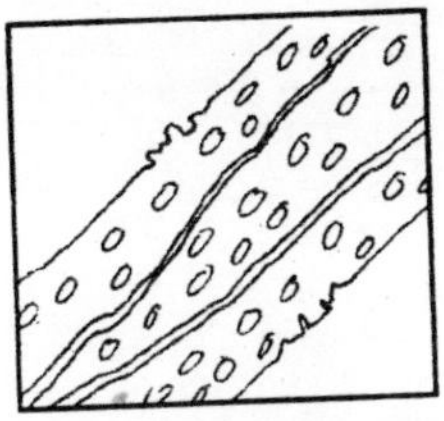

4. हड्डी मजबूत और घनी होती जाती है। अब तक नयी रक्त वाहिकाओं का भी निमार्ण हो चुका होता है।

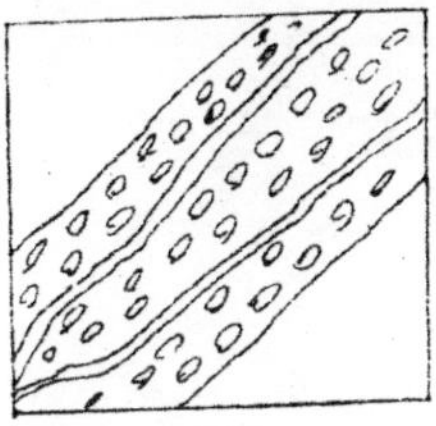

5. कुछ हफ्तों के बाद हड्डी अपनी मूल अवस्था में आ जाती है।

मोच : उपचार के तरीके

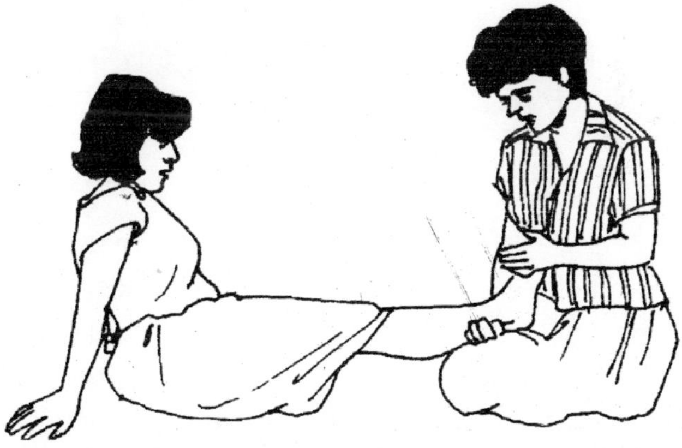

1. घुटनों और टखनों में मोच की स्थिति में पीड़ित व्यक्ति प्रभावित जोड़ों को

उठा या हिला नहीं पाता। ऐसी स्थिति में मरीज को एक आरामदायक मुद्रा में रखकर मोच आये अंग को थोड़ा ऊपर की ओर लें।

2. मोच के ताजा होने की स्थिति में बर्फ या "आइस बैग' से उसकी सिकाई करें और उसके बाद 30 मिनट तक यूं ही छोड़ दें। यह रक्त स्राव और सूजन को कम कर देता है।

3. मोच वाले स्थान पर कॉटन-वुल की एक परत बिछाकर उसे बैण्डेज के जरिये अच्छी तरह से बांध दें। पैर के इर्द-गिर्द दो फेरें लपेटें और फिर ऊपर की ओर लाकर टखनों से लपेटें।

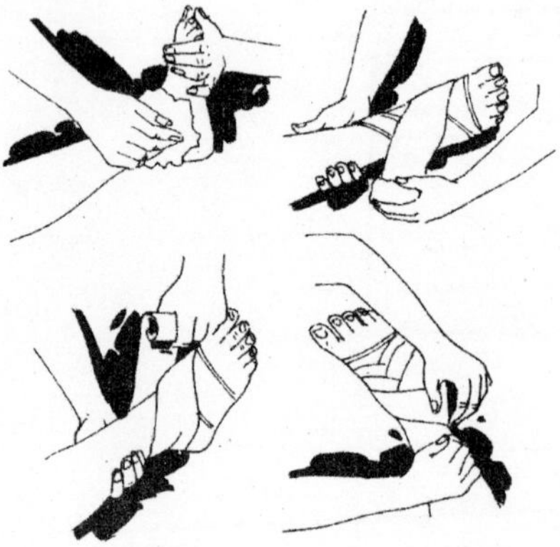

4. अब टखने से बैण्डेज को आगे की ओर ला "8' का आकार बनाते हुए पैर से लपेटें। ध्यान रखें कि अबकी बार बैण्डेज, पहले फेरे के दो-तिहाई हिस्से को ढक लें।

5. उंगलियों को छोड़कर पांव, टखनों और पैर के निचले हिस्से जब तक कवर न हो जायें, पट्टी को ऊपर बताये तरीके से ही लपेटते जायें।

जोड़ उतरना (**Dislocation**)

शरीर में जिन स्थानों पर दो अथवा अधिक हड्डियां आपस में मिलती हैं, उन्हें "जोड़ वाला स्थान' कहा जाता है। ये जोड़ तीन प्रकार के होते हैं–

1. **स्थिर**–ऐसे जो हिल व डुल नहीं पाते, जैसे–खोपड़ी की हड्डियों का जोड़।

2. **अस्थिर**–सामान्य हरकत करने वाले जोड़, जैसे-रीढ़ की हड्डियों के जोड़।

3. **चलायमान**–कुछ दिशाओं में भली-भांति घूम जाने वाले जोड़, जैसे हाथ के अंगूठे तथा अंगुली, कलाई, कुहनी कंधे, पांव के अंगूठे तथा अंगुली, टखने, घुटने तथा कूल्हे के जोड़।

चलायमान जोड़ों में घुटने, अंगुली तथा कलाई के जोड़, कूल्हे तथा कंधों के जोड़ों से बनावट में भिन्न होते हैं। कंधों तथा कूल्हों के जोड़ों में हड्डी का एक गेंदनुमा गोल सिरा, दूसरा हड्डी के गड्ढे में सटा अटका सा रहता है। ऐसा ही जोड़ जबड़े का भी होता है।

किसी धक्के, झटके अथवा चोट के कारण जब ये जोड़ अपने उचित स्थान से हट जाते हैं और फलस्वरूप हड्डियों की सन्धियां खुल जाती हैं, तब उस स्थिति को "जोड़ उतरना' कहा जाता है।

संलग्न चित्रों में कंधे के जोड़ की स्वाभाविक स्थिति तथा स्थान भ्रष्ट स्थितियों को प्रदर्शित किया गया है।

यूं तो प्राय: प्रत्येक जोड़ के खुल जाने की सम्भावना हो सकती है, परन्तु अधिकतर कंधे के ऊपर, हंसुली की हड्डी का जोड़ ही अधिक उतरता हुआ देखा जाता है। जबड़े के जोड़ भी अधिक उतरते हैं।

छोटे बच्चों के शरीर में ये जोड़ बड़ी ही नाजुक स्थिति में रहते हैं, अत: जब उन्हें कभी असावधानी से हाथ पकड़कर ऊपर की ओर उठाया जाता है उनकी हंसुली तथा बांह की हड्डी अक्सर उतर जाया करती है।

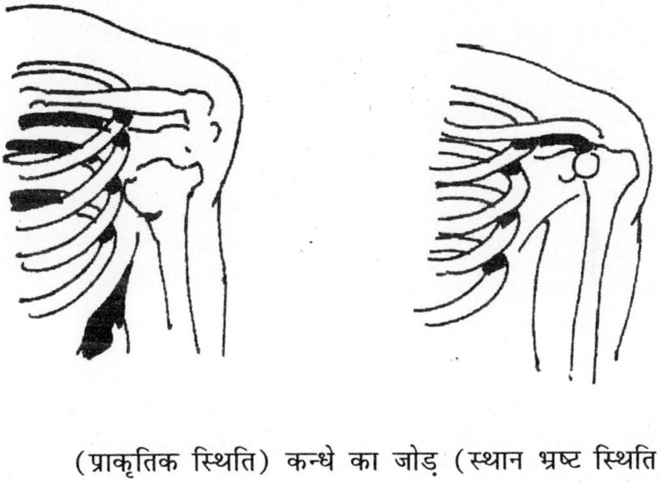

(प्राकृतिक स्थिति) कन्धे का जोड़ (स्थान भ्रष्ट स्थिति)

किसी जोड़ के उतर जाने पर उस जोड़ वाले तथा समीपस्थ भागों में दर्द होने लगता है। संधि स्थान की आकृति बदल जाती है एवं संधि स्थल का समीपवर्ती भाग सूजकर कड़ा हो जाता है, जिसके फलस्वरूप उस अंग को हिला डुला पाना सम्भव नहीं होता और यदि हिलाया भी जाए तो अत्यधिक कष्ट होता है।

जोड़ उतरने पर उपचार—हंसुली, कंधे, कुहनी तथा कलाई के जोड़ खुलने पर

हाथ की पट्टी बांधकर गले में लटका देना चाहिए, इससे रोगी को राहत मिलती है। अन्य स्थानों के जोड़ खुल जाने पर रोगी को ऐसी स्थिति में बैठाना अथवा लिटाना चाहिए, जिससे कि उसे आराम का अनुभव हो। जिस अंग का जोड़ उतरा हो, उस पर से सब वस्त्रों को उतार देना चाहिए तथा खुले हुए जोड़ वाले भाग पर बर्फ के पानी में भीगा हुआ कपड़ा रखना चाहिए।

यदि रोगी को ठण्डे पानी से कष्ट का अनुभव हो तो गर्म पानी से सिकाई करनी चाहिए। रोगी व्यक्ति को गर्म चाय अथवा दूध पिलाना चाहिए। अन्य उपायों द्वारा भी उसके शरीर को गर्म बनाए रखना चाहिए। इसके बाद रोगी को डॉक्टरी सहायता दिलानी चाहिए।

जबड़े को जोड़ उखड़ जाने पर सर्वप्रथम रोगी के मुंह में कपड़े की गद्दी अथवा बड़ा कार्क इस तरह फंसाए कि उस स्थान से हटे नहीं। तत्पश्चात् अपने दोनों अंगूठों को रोगी की निचली दाढ़ी पर टिकाकर जबड़े को नीचे तथा पीछे की ओर दबाएं। साथ ही अंगुलियों द्वारा ठोड़ी को ऊपर उठाने की कोशिश करें। इस प्रकार जबड़ा अपने स्थान पर बैठ जाता है। जबड़े के बैठते ही मुंह एक झटके के साथ बन्द होता है। अत: ऐसे अवसर पर यदि मुंह में गद्दी अथवा कार्क नहीं हुआ तो उपचारकर्त्ता के दोनों अंगूठे कुचलें जा सकते हैं।

जांघ का जोड़ उखड़ जाने पर वहां तख्ती बांध दी जाती है। इसी प्रकार जांघ की हड्डी टूटने पर भी बांधी जाती है। जोड़ उखड़ना परिणाम कोई कष्ट नहीं है। अत: इस दुर्घटना के घटने के दो-चार घण्टे बाद भी रोगी को डॉक्टर के समीप ले जाया जा सकता है, परन्तु उसे चिकित्सक के पास जितनी जल्दी ले जाया जाएगा उतना ही कष्ट कम होगा।

प्राथमिक चिकित्सक को जबड़े के अतिरिक्त अन्य स्थानों के जोड़ स्वयं बैठाने का प्रयत्न नहीं करना चाहिए और न उस काम के लिए किसी नीम हकीम की सहायता ही स्वीकार करनी चाहिए।

जोड़ के ठीक बैठ जाने के बाद रोगी को काफी समय तक आराम कराना आवश्यक है।

जिस अंग का जोड़ उतर गया है उसे बैठाने के बाद उस स्थान पर एक तख्ती बांध दी जाती है ताकि उसके कारण रोगी को अंग हिले-डुले नहीं। तख्ती को डॉक्टर की सलाह के बाद ही खोलना चाहिए। जल्दबाजी करने से जोड़ बार-बार और जल्दी-जल्दी खुलने लगते हैं।

घुटने की टोपी हटना

घुटने की टोपी के स्थान भ्रष्ट हो जाने पर उसे यथा स्थान पर भी बिठाया जा

सकता है। इसके लिए रोगी को पहले चित्त लिटाकर टांग को जितना अधिक से अधिक मोड़ा जा सके, मुड़वा दें। यदि टांग इतनी मुड़ सके कि घुटना कंधे तक जा पहुंचे तो अति उत्तम रहेगा, ऐसी ही स्थिति में रोगी के पांव के पंजों को पकड़कर मजबूती के साथ घुमाएं तत्पश्चात् रोगी को अपनी टांग शीघ्रतापूर्वक सीधी करने को कहें।

जब रोगी अपनी टांग सीधी करनी आरम्भ करे उस समय उसके पंजों को भीतर की ओर मोड़ दें। इससे घुटने की टोपी बैठ जाएगी तथा रोगी की टांग भी पूरी तरह बैठ जाएगी।

जोड़ के उखड़ जाने पर उस जगह मालिश नहीं करनी चाहिए। जोड़ के स्थान को बैठा लिये जाने के बाद मालिश की जा सकती है और उसके कारण पीड़ा तथा सूजन भी शीघ्र दूर हो जाती है।

□ □ □

घाव, रक्तस्राव एवं उपचार

(WOUNDS AND HEAMORRHAGE)

शरीर के स्नायुओं का सिलसिला टूट जाने से घाव हो जाता है, जिससे रक्त बहता रहता है तथा रोग फैलाने वाले कीटाणु और अन्य बाहरी हानिकारक पदार्थ शरीर में पहुंचने लगते हैं।

घाव (Wounds)

घावों के प्रकार निम्नवर्णित हैं–

(1) **कटे घाव (Incised Wounds)**–यह घाव तेज छुरी आदि हथियारों के लगने से होते हैं और रक्तवाहक नलियों के कट जाने से उनसे रक्त बहने लगता है।

(2) **चिथरे घाव (Lacerated Wounds)**–इन घावों के किनारे फटे और टेढ़े-मेढ़े होते हैं। यह घाव मशीन के कल-पुर्जों से, कांच के टुकड़ों, पशुओं के पंजों से हो जाते हैं। कटे घावों की अपेक्षा इन घावों से कम रक्त बहता है, क्योंकि इनकी रक्तवाहक नलियां चिथरी-चिथरी हुई रहती है।

(3) **कुचले घाव (Contused Wounds)**–किसी गुठिले हथियार के लगने से अथवा कुचले जाने से ऐसे घाव होते हैं। इन घावों से अंग कुचल जाता है।

(4) **छिदे घाव (Punctured Wounds)**–इन घावों में दूसरे घावों की अपेक्षा बहुत छोटे-छोटे छिद्र होते हैं। यह घाव बहुत गहरे होते हैं और इनके होने के कारण संगीन, सुई, चाकू आदि जैसे तेज नुकीले हथियारों का लगना है।

बन्दूक की गोली के घाव भी **Punctured Wounds** ही कहलाते हैं।

खून बहने का कारण?

चमड़ी के नीचे जो मांस का हमारा शरीर है, उनमें चारों ओर चप्पे-चप्पे पर नाड़ियों, नसों, धमनियों, कोशिकाओं और शिराओं का व्यापक जाला बुना हुआ है। इन्हीं रक्त-मय नलिकाओं में खून दिल से निकल कर बहता है, जो सारे शरीर का परिभ्रमण करने के पश्चात साफ होने को पुनः दिल में ही आ पहुंचता है।

ऐसी चोट या हथियारों का ऐसा प्रहार, जो मांस में फैली रक्त-नलिकाओं को

प्रभावित करता है, वहां से कम या ज्यादा खून बह निकलता है। प्राय: खून धमनियों, कोशिकाओं व शिराओं को नुकसान पहुंचने से बह निकलता है।

बिन-आघात के रक्तस्राव

शरीर के कुछ नाजुक अंग ऐसे हैं, जहां बिना चोट या हथियार लगने से भी रक्तस्राव शुरू हो जाता है। हाँ, कभी-कभी गाल पर थप्पड़ मारने से नाक या कान से रक्तस्राव हो जाता है। नाक से तो कभी-कभी अचानक यों ही खून निकल जाता है। फिर पेट आदि पर घूंसा लगने से मुंह से भी खून की धारा फूट निकलती है।

यहां कुछ ऐसे ही रक्त-स्रावों का कारण एवं उनका तात्कालिक उपचार बताया जा रहा है-

नकसीर

नकसीर किसी भी उम्र में किसी को भी हो सकता है। यों तो प्राय: छोटी उम्र के बच्चों में यह रोग अधिक पाया जाता है। अभी तक इसका कोई एक कारण प्रकाश में नहीं आया है। कभी थप्पड़ आदि लगने से नाक की आंतरिक नसों में गड़बड़ी के कारण नकसीर हो जाती है तो कभी उच्च रक्तचाप की वजह से। गर्मी में खून का उबाल भी कभी-कभी नकसीर का कारण बन जाता है।

नकसीर ऐसी नामुराद खराबी है, जो अचानक ही नाक से फूट पड़ती है।

अगर कभी किसी को नकसीर फूट पड़े तो रोगी को तत्काल ठण्डी जगह पर चित लिटा देना चाहिए और सिर को पीछे कर लेना चाहिए। सिर पर ठण्डा पानी डालने से बेहद आराम पहुंचता है। थोड़ी-थोड़ी देर तक के लिए नाक को दबाने से भी रक्तस्राव अवरुद्ध हो जाता है।

नकसीर के समय रुई से नाक पोंछनी चाहिए और ठण्डे पानी से नाक को धोना चाहिए।

कान से खून निकलना

कान शरीर का नाजुक अंग है। मस्तिष्क अथवा चेहरे के किसी भाग में चोट लगने से भी कान से खून बह निकलता है।

कान से खून किसी भी उम्र में निकल सकता है। बच्चों के कान चूंकि अधिक नाजुक होते हैं, अत: कभी-कभी असहनीय थप्पड़ का आघात भी कान से खून निकाल देता है। यह खतरनाक भी हो सकता है। कान की झिल्ली बेहद पतली होती है, जो रक्तस्राव से फट भी सकती है। इससे श्रवण-शक्ति कम भी हो सकती है और लुप्त भी हो सकती है।

कान से रक्तस्राव हो तो पहले साफ मेडिकेटिड रुई से कान को साफ करें। कान

के आस-पास ठण्डे पानी की पट्टी का या बर्फ का सेक भी कर सकते हैं।

गुदा से खून बहना

गुदा से रक्तस्राव का कारण अर्श व मलाशय अर्बुद है।

गुदा से रक्तस्राव वाले रोगियों को तात्कालिक राहत पहुंचाने के लिए ठण्डी तासीर की चीजें खाने का सुझाव दिया जाना चाहिए। फर्स्ट एड चिकित्सक को चाहिए कि ऐसे रोगियों को प्रशिक्षक डॉक्टर की सेवाएं उपलब्ध कराएं।

आंतरिक रक्तस्राव

कई चोटों के लगने से ऐसा देखा गया कि रक्त बाहर न निकल कर अन्दर बहता रहता है। मामूली चोटों में तो यह विक्षत अंग के आस-पास बाहर न निकल कर अन्दर ही जम कर रह जाता है, मगर खतरनाक चोटों में यह शरीर के आन्तरिक भाग में नसों से बाहर फूट निकलता है। जैसे पेट में भारी चोट लगे तो खून पेट में फूट पड़ता है। मस्तिष्क की कुछ चोटों में खून बाहर न बह कर दिमाग में ही फैल जाता है। कई बार चोट न भी लगे तो आन्तरिक गड़बड़ियों, तथा नसों पर आकस्मिक दबाव या तनाव से भी रक्तस्राव होता है।

कभी-कभी जोरदार उल्टी का ऐसा विनाशक प्रभाव पड़ता है कि आन्तरिक रक्तस्राव आरम्भ हो जाता है। शराब पीने वालों के आन्तरिक अंगों में भी रक्तस्राव की शिकायत रहती है।

ऐसे रक्त-स्रावों के अवसर पर रोगी को तत्काल डाक्टरी सहायता उपलब्ध कराई जानी चाहिए।

टांग से रक्त-स्राव

अक्सर देखा गया है, आकस्मिक दुर्घटनाओं में टांग और उसके विभिन्न अंग जख्मी हो जाते हैं और खून बहने लगता है।

अगर कोई मरीज आपके सामने ऐसा आए तो आप फौरन रक्त-स्राव के ऊपर लगभग 10 से 15 सेंटीमीटर की दूरी पर फौरन कस कर पट्टी बांध दें। पट्टी का दबाव इतना हो कि खून चोट खाए स्थान तक न पहुंच सके।

ऐसा करने से यह होगा कि ताजा खून आगे नहीं बढ़ेगा और जो खून विक्षत अंग पर है, वह वहां जम जाएगा। थोड़ी देर के बाद आप पट्टी खोल दें, अब जो ताजा खून आगे रवाना होगा, वह जमे हुए खून को भेद कर बाहर नहीं निकल सकेगा। ध्यान रखें, जब आप पट्टी खोलें, उसे धीरे-धीरे खोलें वरना खून का तेज बहाव चोट खाए स्थान के जमे खून को धकेल कर बाहर भी आ सकता है।

बांह में रक्त-स्राव

बांह से भी जब खून निकले तो उसे भी उसी विधि से रोकें, जिस विधि से टांग का रक्त-स्राव रोका जाता है।

अधिक देर तक पट्टी बांधे रखना अहितकर है। ज्यादा देर तक खून का संचरण न हुआ तो आगे का हिस्सा सुन्न हो सकता है।

सिर से रक्त-स्राव

आकस्मिक दुर्घटनाओं में सिर को आघात लगना आम बात है और यह आघात सर्वाधिक खतरनाक होता है।

सिर में जहां चोट लगे, वहां से खून बहे तो ठण्डे पानी की पट्टी तह करके विक्षत अंग पर रख दें और मध्यम दबाव के साथ हथेली से दवाए रखें। ध्यान-रहे, ज्यादा जोर न दें। इस उपाय से विक्षत अंग के आस-पास का खून जम जाएगा और ताजा खून को बाहर निकलने से रोकेगा।

सिर का रक्तस्राव खतरनाक होता है। इसमें खोपड़ी के चटखने की भी संभावना रहती है। अधिक रक्तस्राव प्राण लेवा साबित हो सकता है। ऐसे मरीज को तत्काल डॉक्टर के पास ले जाना चाहिए।

गर्दन से रक्तस्राव

कभी ऐसा हो कि गर्दन से रक्तस्राव होने लगे तो ऐसी स्थिति में 5 सेंटीमीटर की पतली पट्टी विक्षत अंग पर रख कर अंगूठे के मध्यम दबाव से दबाएं रखें। ज्यादा जोर न दें, वरना खून निकलने लगेगा।

कुछ देर के बाद जब विक्षत अंग पर खून जम जाए तो अंगूठा हटा दें।

जांघ के रक्तस्राव

जांघ के किसी हिस्से से रक्तस्राव हो तो फर्स्ट-एड चिकित्सक को चाहिए, वह मरीज को लिटा दे। अब विक्षत के ठीक ऊपर गले पर हाथ से फांसी देने के अन्दाज से हथेली फंसा दें। ध्यान रहे दोनों हाथों के अंगूठे का कसाव विक्षत अंग के कुछ ऊपर ही पड़े। इससे खून का संचरण रुक जाएगा और विक्षत अंग से रक्तस्राव स्थगित हो जाएगा।

जीभ से रक्तस्राव

जीभ से रक्तस्राव अपनी ही असावधानी से होता है। बाहरी चोट को नजरअंदाज भी कर दें तो जीभ से ज्यादातर रक्तस्राव तभी होता है, जब जीभ ऊपर व नीचे के दांतों

की चपेट में आ जाती है और कट जाती है।

इससे मामूली या कभी-कभी गैर मामूली रक्तस्राव की शिकायत हो जाती है।

ऐसी हालत में मुंह में ठण्डा पानी भर कर कुछ देर के लिए रोके रखना चाहिए। थोड़ी-थोड़ी देर तक ताजा ठण्डा पानी लेते रहने से जीभ का रक्तस्राव रुक जाता है। गैर मामूली रक्तस्राव हो तो बर्फ का टुकड़ा ठीक विक्षत अंग के पास रख लें—इससे रक्तस्राव रुक जाएगा।

दांतों से रक्तस्राव

दांतों का रक्तस्राव कभी-कभी पायरिया से भी हो जाता है। या कभी मसूड़े की खराबी की वजह से खून टपकता है।

इसके अलावा दांत टूट जाने से भी रक्तस्राव का सामना करना पड़ता है।

पायरिया और मसूड़े के रोगी को तो सलाह दी जानी चाहिए कि वह डॉक्टरी इलाज कराएं। वैसे फर्स्ट ऐड चिकित्सक तात्कालिक राहत के वास्ते रोगी दांतों में लौंग का तेल लगा सकता है।

अचानक दांत टूट जाने की वजह से जो रक्तस्राव होता है, उसे रोकने का उपाय है कि ठण्डे पानी से हल्के-हल्के कुल्ले करने चाहिए। बेहतर यह है कि दांत निकले स्थान पर बर्फ रख दी जाए इससे खून का बहना रुक जाता है।

होंठ से रक्तस्राव

होंठ का रक्तस्राव बाहरी चोट से भी मुमकिन है और कभी-कभी दांतों की चपेट में आ जाने से भी।

होंठ से खून बहे तो तत्काल ठण्डे पानी से विक्षत अंग धोकर उस पर बर्फ रख देनी चाहिए या बेहतर हो होंठ को चुटकी से कुछ देर तक दबाकर रखें, इससे रक्तस्राव अपने आप थम जाएगा।

हथेली से रक्तस्राव

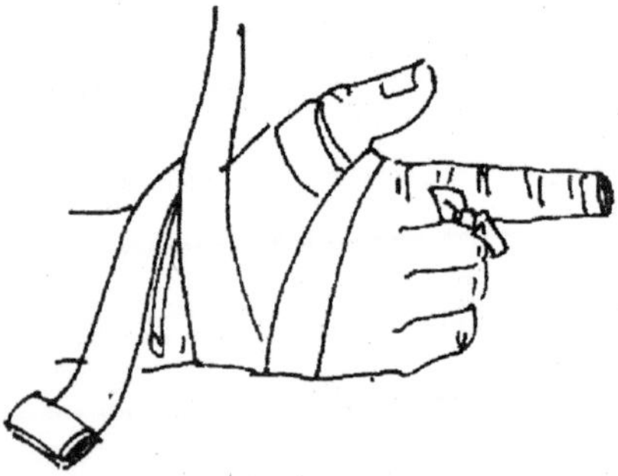

हथेली से रक्तस्राव होने की स्थिति में कलाई और हथेली के संधिस्थल दूसरे हाथ से कस कर पकड़ लें। या बेहतर हो कि उस स्थान पर पट्टी बांध दें। इस उपाय से रक्तस्राव रुक जाएगा।

उंगलियों से रक्तस्राव

हाथ या पैर की उंगलियों से रक्तस्राव हो

तो विक्षत अंग को चुटकी से मध्यम कसाव से कस दें–इससे खून का बहना रुक जाएगा।

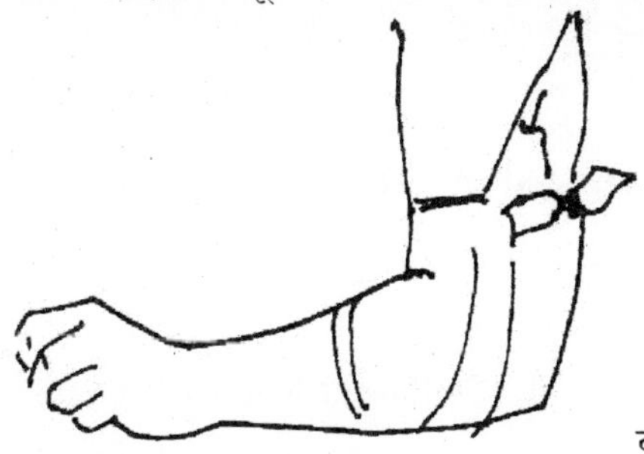

कोहनी से आगे रक्तश्राव की रोक थाम

तलुए से रक्तस्राव

अक्सर चलते-फिरते पैर के तलुओं में कांटा, कील या पत्थर चुभ जाता है और रक्तस्राव हो जाता है।

ऐसी स्थिति में विक्षत अंग पर अंगूठे के दबाव का इस्तेमाल करें–अंगूठे को अधिक जोर से न दबाएं। बर्फ का सेंक उत्तम रहेगा।

शरीर के नाजुक हिस्सों को छोड़कर अन्य बाह्य अंगों पर चोट आदि से रक्तस्राव हो तो लगभग ऊपर दिए उपायों से ही उसका निदान किया जा सकता है।

रक्तस्राव रोकने के अन्य तरीके

छोटे-मोटे घावों अथवा फोड़े-फुंसियों से यदाकदा खून का निकल आना सामान्य बात है।

ऐसी स्थिति में घावों अथवा फोड़े-फुंसियों के आस-पास हल्के दबाव से गंदा खून निकाल देना चाहिए। फिर सामान्य ड्रेसिंग कर देनी चाहिए। घाव अथवा फोड़ा मामूली है तो उस पर चिपकने वाली औषधियुक्त टेप चिपका देनी चाहिए।

खतरनाक चोटों से जो भारी रक्तस्राव होता है, उसे रोकने के अनेक उपाय सुझाए गए हैं। छोटी-मोटी चोटों का रक्तस्राव जरा-से कौशल से अपने आप रुक जाता है।

रक्त में स्वाभाविक गुण है कि मामूली रक्तस्राव को खुद ही बाहर निकलने से रोक लेता है। खून विक्षत अंग पर गाढ़ा होकर चिपक जाता है, जिससे रक्तस्राव स्वभावत: ही रुक जाता है। तब विक्षत अंग को साफ करके पट्टी बांध लेनी चाहिए। ऐसा होने में 3-5 मिनट लगते हैं।

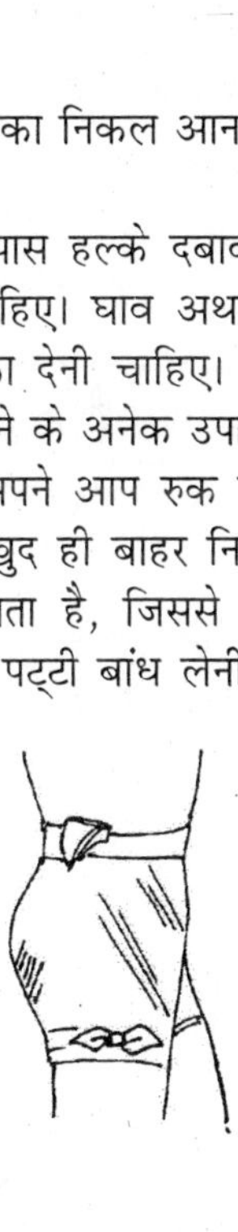

रक्तस्राव रोकने का एक और तरीका है–टर्निक्वे।

विक्षत अंग से खून निकले तो "फर्स्ट एड' चिकित्सक को चाहिए वह चोट के आस-पास ही टर्निक्वे लगा दें। चोट पर इसका लगाना हरगिज उचित नहीं। टर्निक्वे

लगाने की अवधि 15 से 20 मिनट तक ही रखें इसे ज्यादा न रखें। मध्यम कसाव से अगर रक्तस्राव रुक जाए, तो इतना ही कसाव काफी है।

(शरीर के विभिन्न अंगों से रक्तस्राव की रोकथाम)

हमेशा कोशिश यह होनी चाहिए कि जो रक्त-नली विक्षत अंग की ओर जा रही है, उसका मार्ग अवरुद्ध कर दिया जाए।

आंतरिक अंगों से रक्तस्राव के रोगियों में निम्नलिखित लक्षण दिखाई पड़ते हैं–

(a) घायल व्यक्ति सांस लेने में कठिनाई होने के कारण तड़पता रहता है।

(b) रोगी के होठों व मुंह का रंग पीला अथवा नीला पड़ जाता है।

(c) पीड़ित व्यक्ति दुर्बलता का अनुभव करता है।

(d) पीड़ित व्यक्ति बेहोश हो सकता है।

(e) नाड़ी की गति धीमी होने लगती है।

(f) रोगी को रक्तस्राव के कारण सदमा पहुंच सकता है।

आन्तरिक अंगों से होने वाले रक्तस्राव का उपचार–(i) रोगी तत्काल लिटा देना चाहिए तथा पूर्ण विश्राम देना चाहिए।

(ii) रोगी को खाने-पीने को कुछ नहीं देना चाहिए।

(iii) प्यास लगने पर रोगी को चूसने के लिए बर्फ का टुकड़ा देना चाहिए।

(iv) रक्त निकलने वाले स्थान पर बर्फ की थैली रखनी चाहिए।

(v) रोगी को उसके वस्त्र ढीले कर हवादार स्थान पर लिटा देना चाहिए।

(vi) यदि फ्रैक्चर है तो रोगी के रक्तस्राव को रोकने का तो उपाय करना चाहिए परन्तु उसे हिलाना-डुलाना नहीं चाहिए।

(vii) घायल व्यक्ति को सान्त्वना एवं धैर्य बंधाना एक अत्यंत महत्त्वपूर्ण कार्य है।

(viii) निकट के अस्पताल में तत्काल सूचना भेजनी अथवा भिजवानी चाहिए।

रक्तस्राव के साथ घावों के उपचार के नियम–

1. रोगी को अनुकूल आसन में रखिए। ध्यान रहे कि बैठे तथा लेटे अवस्था में रक्तस्राव कम होता है।

2. रक्त बहते हुए अंग को, सिवाए हड्डी टूट के, थोड़ा ऊपर उठाकर रखिए।

3. घाव को जहां तक हो सके कम से कम वस्त्र उतारकर आवरणहीन कर दें।

4. यदि घाव के ऊपर रक्त के थक्के (Clots) बन चुके हैं तो उन्हें न छेड़िए।

5. घाव में यदि कोई बाहरी वस्तु दिखाई पड़े जो सरलता से हटाई या साफ पट्टी

से उठाई न जा सके तो डॉक्टरी सहायता मिलने तक ढक दीजिए।

6. मरहम पट्टी तथा गद्दी पट्टी लगा दीजिए।

7. घायल भाग को स्थिर कर दीजिए।

जब घाव जोड़ के निकट हो तो जोड़ को भी यदि आवश्यक हो तो कमठियां लगाकर स्थिर कर दें जैसे कि घुटना।

सीधे दबाव से रक्तस्राव पर नियंत्रण–(1) जिस घाव के भाग से रक्त निकल रहा हो उस पर गद्दी लगाकर अंगूठे तथा अंगुलियों से सीधा दबाव डालिए। जब घाव में बाहरी वस्तु पड़ी हो या टूटी हुई हड्डी उभरी हो तो उसके साथ-साथ सटाकर दबाइए न कि उसके ऊपर। यदि रक्त प्रवाह का स्थान दिखाई न पड़े तो फिर सारे घाव के क्षेत्र को पकड़कर कसकर दबाइए। इससे प्रवाह प्रायः बन्द हो जाएगा और मरहम-पट्टी तैयार करने का समय मिल जाएगा।

(2) जितनी जल्दी हो सके निम्नलिखित रीति से सीधा दबाव बनाए रखिए–

(क) जब कोई बाहरी वस्तु अथवा उभरी टूटी हड्डी न हो तो एक पर्याप्त साइज की पट्टी व गद्दी घाव पर रखिए और कस कर दबा दें तथा पट्टी को स्थिर कर दें।

गहरे घावों पर और अधिक गद्दी की आवश्यकता पड़ सकती है जिसे पहली गद्दी के ऊपर रख देते हैं ताकि मरहम पट्टी घाव की गहराई तक पहुंच सके।

इस बात के लिए निश्चित होना आवश्यक है कि गद्दी त्वचा के समतल से अधिक ऊंची रहे ताकि फटी हुई रक्त नालियों पर पर्याप्त दबाव पड़ सके।

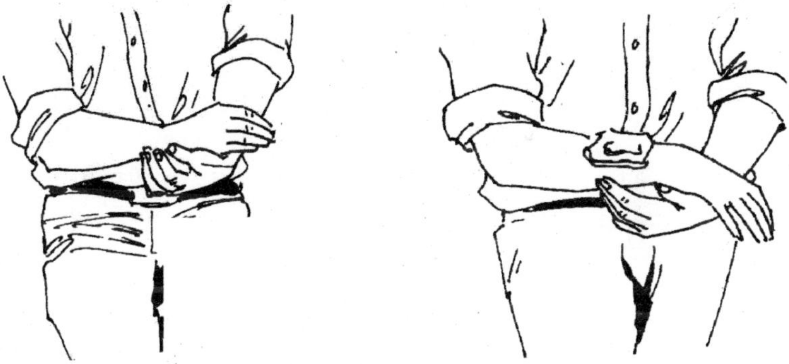

घाव से बाहरी वस्तु बनी हुई पट्टी

(ख) जब बाहरी वस्तु सरलता से नहीं हटाई जा सकती या उभरी हुई टूटी हड्डी घाव में हो तो–

(1) मरहम पट्टी से घाव को ढक दीजिए और गद्दी घाव के आसपास इतनी ऊंची बनाइए ताकि बिना बाहरी वस्तु या उभरी हड्डी पर दबाव पड़े ही दबाव पड़ सके।

(2) गद्दी को कसकर स्थिर कर दें।

बाहरी वस्तु पर तथा उभरी हुई टूटी हड्डी को दबाव से बचाने के लिए यह लाभदायक हो सकता है कि पट्टी (कर्ण रेखावत/Diagonally) तिरछी बांधी जाए।

पट्टी उतनी ही कसकर बांधनी चाहिए जिससे रक्त प्रवाह रुक जाए। यदि रक्त को पट्टी सोखती है तो ऊपर से और गद्दी लगा दीजिए परन्तु पहली गद्दियों तथा पट्टी को न उतारिए।

दबाव से रक्तस्राव पर नियंत्रण–(क) दबाव स्थान पर (**Pressure Point**) (ख) सिकोड़ने वाली पट्टी से (**Constrictive Bandage**)।

दबाव स्थान–यदि रक्तस्राव सीधे दबाव से न रुके या जब सीधा दबाव सफलतापूर्वक देना असम्भव हो तो उपयुक्त दबाव स्थानों पर कुटिल दबाव (Indirect Pressure) डालिए।

दबाव स्थान वह है जहां एक धमनी को उसके नीचे पड़ी हड्डी के ऊपर दबाया जा सकता है ताकि रक्त उस स्थान से आगे न जा सके।

कैरोटिड दबाव स्थान (Corited Pressure Point)

कैरोटिड धमनियां एओरटा (Aorta) की शाखा है और वायु नली (Wind Pipe) के दोनों ओर ऊपर को जाकर सिर के क्षेत्र को रक्त प्रदान करती हैं। दबाव डालने के लिए अंगूठे को स्वर कोष (Vioce Box or Larynx) तथा स्टरनो-मेस्टाएड पुट्ठे (Sterno-Mastoid) के बीच के स्थित गड्ढे में रखें। यह पुट्ठा गर्दन के दोनों ओर ऊपर की ओर जाता है। अब धमनी को घाव के समतल (चित्रानुसार दबाइए)

कुछ मामलों में (जैसे गला कट जाने पर) यह भी आवश्यक हो सकता है कि दूसरे अंगूठे से घाव के ऊपर भी दबाव डाला जाए ताकि गर्दन की बड़ी शिरा (Jugular Vein) जो कि कैरोटिड धमनी के साथ चलती है और जो एक साथ कट जाती है, उसके रक्त बहाव को भी रोका जा सके।

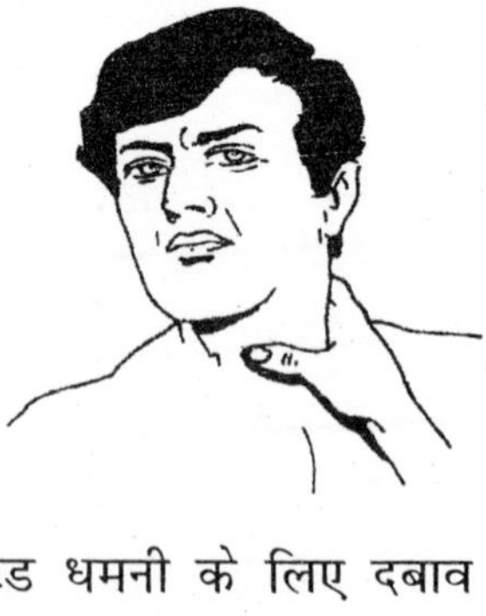

कैराटिड धमनी के लिए दबाव स्थान

हंसुली के नीचे दबाव स्थान (Subclavean Pressure Point)

सबक्लेवियन धमनियां एओरटा की शाखा है और वह हंसुली की हड्डी के अन्दर की ओर के सिरों के पीछे से निकलकर पहली पसली के सामने से होती हुई बगलों को जाती है। इन पर दबाव डालने के लिए घायल की गर्दन तथा छाती का ऊपर वाला भाग नंगा करके उसके कंधे को नीचे दबा दें और उसके सिर को चोट खाई ओर टेढ़ा कर दें। हंसुली की हड्डी के ऊपर गड्ढें में एक अंगूठे को दूसरे के ऊपर रखकर (चित्रानुसार) दबाएं और धमनी को पहली पसली के ऊपर दबा दें।

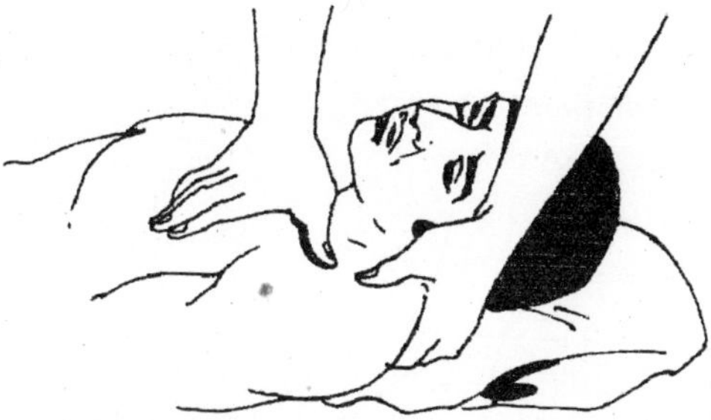

सबक्लेवियन धमनी के लिये दबाव स्थान

ब्रेकियल दबाव स्थान (Brachial Pressure Point)

ब्रेकियल धमनियां (Brachial Arteries) बाई सैप्स (Biceps) पुट्ठों के भीतरी किनारों के साथ-साथ स्थित है। कोट की बाजू की भीतरी सीवन ही उसकी ठीक स्थिति बताती है। ये धमनियां दोनों उर्ध्व-शाखाओं (Upper Limbs) को रक्त पहुंचाती हैं। दबाव देने के लिए रोगी की बाजू के नीचे अपनी अंगुलियां ले जाइए और धमनी को हयूमरस हड्डी (Humerus) के साथ (चित्रानुसार) दबाइए।

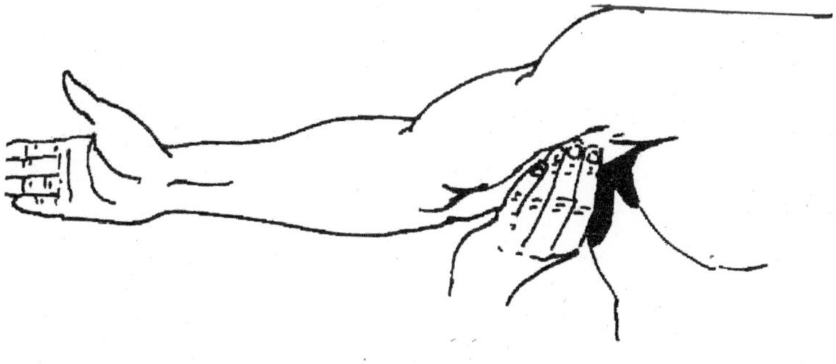

ब्रेकियल धमनी का दबाव स्थान

फेमोरल दबाव स्थान (Femroral Pressure Point)

फेमोरल धमनियां वह हैं जो आगे चलकर इलायक धमनियां (Iliac Arteries) बन जाती हैं तथा पेट के एओरटा (Abdominal Aorta) की शाखाएं हैं। यह जांघ के मोड़ के ठीक मध्य बिन्दु में प्रतीत होती हैं–और जहां दो तिहाई मार्ग तक घुटने के भीतरी ओर चलती है, जहां से वह घुटने के पीछे होकर निकल जाती है। यह दोनों निचले अंगों को रक्त प्रदान करती हैं। इन पर दबाव डालने के लिए घायल के घुटने को मोड़कर दोनों हाथों से उसके उरू (Thigh) को पकड़ लीजिए और सीधा नीचे को जांघ के मध्य को दोनों अंगूठों से दबाइए (चित्रानुसार)। अंगूठा एक के ऊपर दूसरा पड़ा हो तथा कूल्हे के किनारे से लगा हो।

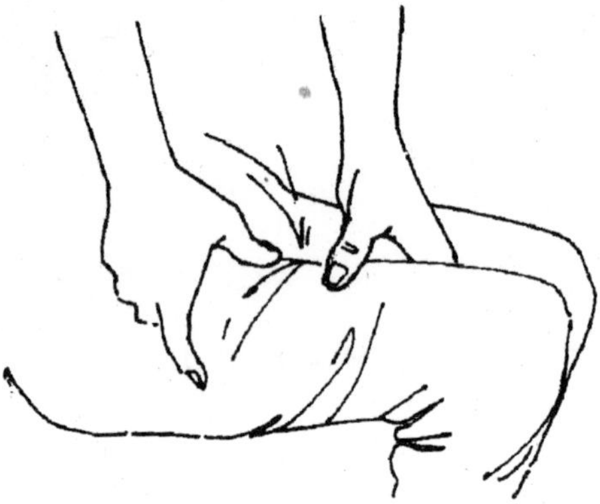

फेमोरल धमनी का दबाव स्थान

सिकुड़नी पट्टी (Constrictive Bandage) का उपयोग

यदि थोड़े समय से अधिक काल के लिए दबाव बनाए रखने की आवश्यकता हो तो अंग के आस-पास सिकुड़ने वाली पट्टी लगा दें। यह एक संकरी तिकोनी पट्टी या लचीली पेटी या पट्टा हो सकता है, परन्तु रबड़ की पट्टी का उपयोग उत्तम है, जो प्राय: 4 फुट लम्बी और ढाई इंच चौड़ी होती है और सिरे पर जोड़ के साथ फीते लगे रहते हैं। सिकुड़ने की पट्टी आसानी से दिखाई पड़नी चाहिए और उस तक आसानी से पहुंच सके (जहां वह रखी हो), उसे कसी हुई होनी चाहिए। यदि ढीली होगी तो रक्त के बहाव को तो बन्द कर देगी परन्तु धमनियों द्वारा रक्त उस क्षेत्र में आता रहेगा और उस स्थान पर इकट्ठा हो जाएगा जिससे रक्तस्राव बढ़ जाएगा।

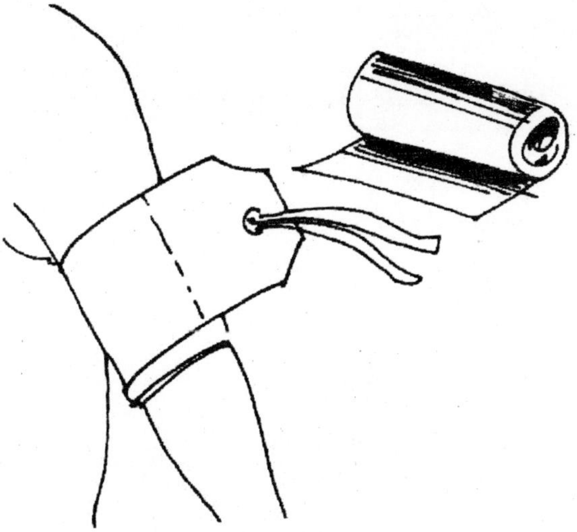

रबड़ की सिकुड़ने वाली पट्टी

अग्रबाहु या घुटने से नीचे जहां दो-दो हड्डियां हैं वहां पट्टी लगाकर रक्त स्राव को बन्द करना कठिन तथा असम्भव हो सकता है, इसलिए सिकुड़ने वाली पट्टी का सर्व उचित स्थान ऊपरी बाजू के मध्य में या उस (Thigh) के ऊपरी तथा मध्यम तिहाई के मिलाप स्थान पर है। (चित्रानुसार)

सिकुड़ने वाली पट्टी को 15-15 मिनट के अन्दर ढीली करते रहना आवश्यक है। यदि रक्त प्रवाह बन्द न हुआ हो पट्टी पुनः कस दी जाती है। यदि रक्त प्रवाह बन्द हो गया हो तो ढीली की गयी पट्टी को ऐसी दशा में छोड़ देना चाहिए, जिससे आवश्यकता पड़ने पर तुरन्त कसा जा सके।

जब सिकुड़ने वाली पट्टी लगाई जाए तो उसे न तो कभी दूसरी पट्टियों से ढकना चाहिए और न ही कभी कमठियों (Splints) के नीचे लगाना चाहिए। यदि घायल व्यक्ति को चिकित्सालय ले जाना हो तो इस बात का लेबल लगा देना चाहिए जिससे ध्यान आकृष्ट कराया जा सके कि उसे सिकुड़ने वाली पट्टी लगायी गयी है। उसके लगाने और ढीली करने का समय भी लिख देना चाहिए।

पेट की दीवार के घाव के लिए सहायता

1. रोगी को उसकी पीठ के बल लिटाकर घुटने मोड़ दीजिए। उसका सिर तथा कंधे उठाकर सहारा दिए रहिए।

2. घावों के उपचार के लिए साधारण नियमों का पालन कीजिए।

3. मुंह द्वारा कुछ मत दीजिए। डॉक्टरी सहायता उपलब्ध कराइए।

जब आंतें घाव से बाहर निकल रही हों–

1. रोगी को पीठ के बल लिटाकर घुटने मोड़ दीजिए। उसके कंधे तथा सिर को सहारा दीजिए।

2. अंगों को अन्दर की ओर मत दबाएं परन्तु सारे क्षेत्र को लिन्ट के एक बड़े टुकड़े या साफ नर्म तौलिए से ढक दीजिए।

3. घायल को गर्म रखिए परन्तु पेट के ऊपर अनावश्यक बोझ मत डालिए। गर्म पानी की बोतलों को प्रयोग न करें।

4. मुंह द्वारा कुछ मत दीजिए।

5. घायल को जितनी जल्दी हो सके चिकित्सालय ले जाइए।

□ □ □

आग से जलना, झुलसना और उपचार
(FIRE : BURNS, SCALDS & TREATMENT)

आग, बिजली की गर्म धातु, एसिड अथवा आकाशीय बिजली आदि से सम्पर्क के कारण जलने की दुर्घटनाएं घटती हैं। इनमें मुख्यत: शरीर के ऊपर की त्वचा जलती है। परन्तु आग की गर्मी तीव्र होती है इसलिए त्वचा के नीचे का मांस भी जल जाया करता है।

अधिक गर्म दूध अथवा चाय आदि पीने से जीभ अथवा गला भी जल जाता है। गर्म तेल, घी, पानी, दूध अथवा चाय के गिरने अथवा आग की लपटों के समीप खड़े होने आदि कारणों से गर्मी की तीव्रता से शरीर की त्वचा जलती तो नहीं, परन्तु लाल पड़ जाती है, तब उसे झुलसना कहते हैं।

झुलस जाने पर कभी-कभी त्वचा पर छाले भी पड़ जाते हैं, जिसके कारण त्वचा भी नष्ट होती है तथा गहरे तन्तु वर्ग को हानि भी पहुंचती है। ऐसी स्थिति में पीड़ा का अनुभव अधिक होता है।

आकाशीय बिजली गिरने पर भी शरीर झुलस जाता है अथवा जल जाता है। अधिकांशत: जिस व्यक्ति पर आकाशीय बिजली गिरती है वह या तो बेहोश हो जाता है या फिर तुरन्त मृत्यु हो जाती है।

घरेलू बिजली के खुले तारों का स्पर्श हो जाने पर शरीर को जोर का झटका लगता है तथा सम्पूर्ण शरीर सुन्न पड़ जाता है। इसके कारण त्वचा झुलस अथवा जल भी सकती है। जलने तथा झुलसने के बचाव के लिए निम्नलिखित उपाय अपनाने चाहिए–

कपड़ों में आग लगना

खुली हवा लगने से आग अधिक भड़कती है। अत: यदि शरीर के कपड़ों में आग लग गयी हो तो न तो दौड़ना ही चाहिए और न ही खड़े ही रहना चाहिए। खड़े रहने से आग की लपटें ऊपर की ओर उठकर मुंह, आंख तथा सिर को जला सकती हैं। अत: जिस व्यक्ति के कपड़ों में आग लगी हो उसे तुरन्त ही जमीन पर लिटा देना चाहिए तथा अपनी आंख, नाक, मुंह को हथेलियों से ढककर खूब लोट लगानी चाहिए। इससे आग के शीघ्र बुझने में सहायता मिलेगी।

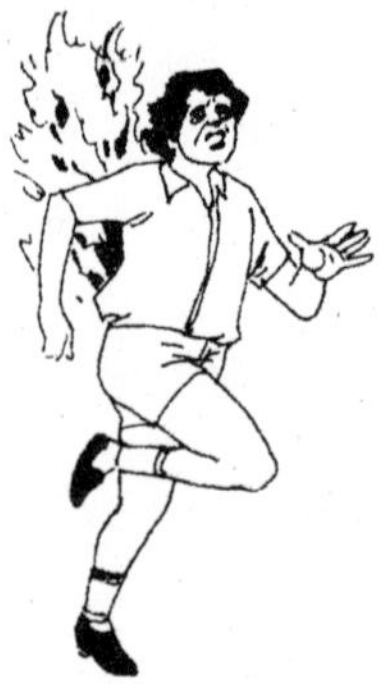

कपड़ों में आग लगना

सहायक को चाहिए कि जिस व्यक्ति के कपड़ों में आग लगी हो उसके शरीर के ऊपर कम्बल, कोट, दरी अथवा उस समय जो भी मोटा तथा भारी वस्त्र उपलब्ध हो डाल दें।

इससे बाहरी हवा नहीं लगेगी फलतः लगी हुई आग के शीघ्र बुझ जाने की सम्भावना रहेगी। कम्बल आदि को डालने के बाद कपड़ों में लगी आग वाले व्यक्ति को जमीन पर लिटा कर उसके शरीर को कम्बल आदि से खूब कसकर लपेट देना चाहिए। ताकि आग शीघ्र बुझ जाए।

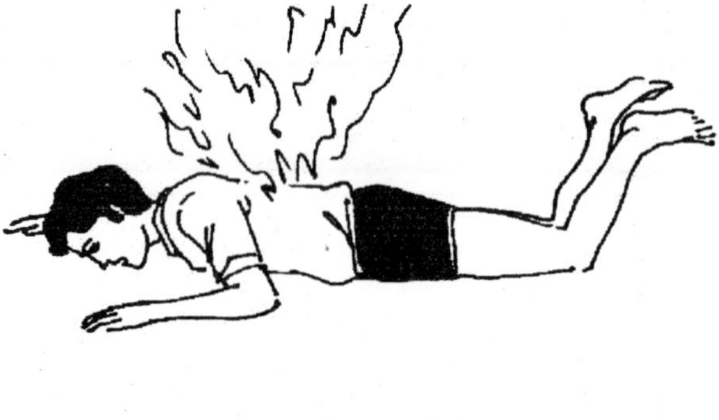

आग लगने पर लोट लगना

आग में घिर जाना

किसी कारणवश मकान आदि में आग लग जाने पर यदि कोई व्यक्ति घिर गया हो उसे चाहिए कि वह पहले दीवार से सटकर पेट के बल लेट जाए, फिर फर्श से सटकर धीरे-धीरे रेंगता हुआ दरवाजे अथवा सीढ़ी की ओर बढ़ते हुए आग वाली जगह से बाहर निकल जाने का प्रयत्न करे।

यदि आग किसी अन्य कमरे के भीतरी भाग में लगी हो और स्वयं कमरे के भीतर हों तो पहले कमरे के दरवाजों और खिड़कियों को बन्द कर देना चाहिए ताकि आग व ध ुआं काफी समय तक अन्य कमरों में प्रविष्ट न हो सके। इसी बीच उस स्थान से निकल भागने का कोई ऐसा रास्ता ढूंढ लेना चाहिए जो सबसे आसान हो अथवा जिसमें कम से कम खतरा हो।

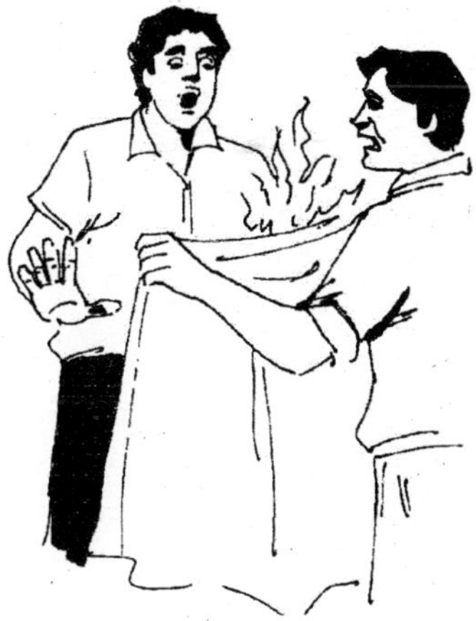

सहायक का कर्त्तव्य

यदि ऊपर को मंजिल में लगी आग में घिर गये हों तो खिड़की आदि के मार्ग से नीचे लटककर अथवा कूदकर निकला जा सकता हैं

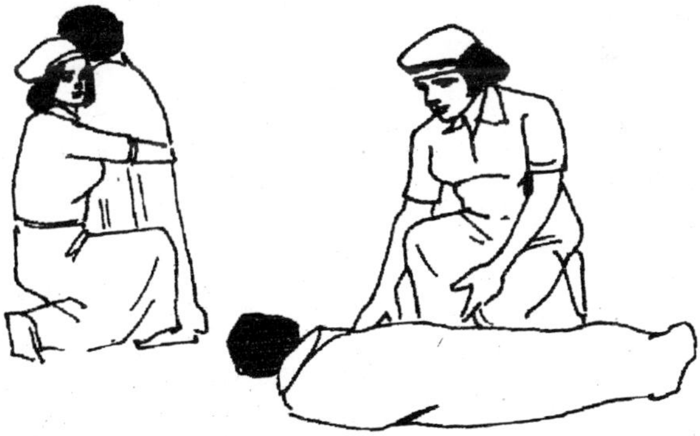

कपड़ों में लगी आग को बुझाना

ऐसे अवसरों पर जहरीली गैसों से बचने के लिए अपनी नाक तथा मुंह पर गीला

कपड़ा अथवा रूमाल बांध लेना चाहिए।

यदि कोई व्यक्ति आग में घिर गया हो और स्वयं बच निकलने में असमर्थ हो तो उस स्थिति में जो आग में घिरे हुए व्यक्ति को बचाने के लिए जाएं।

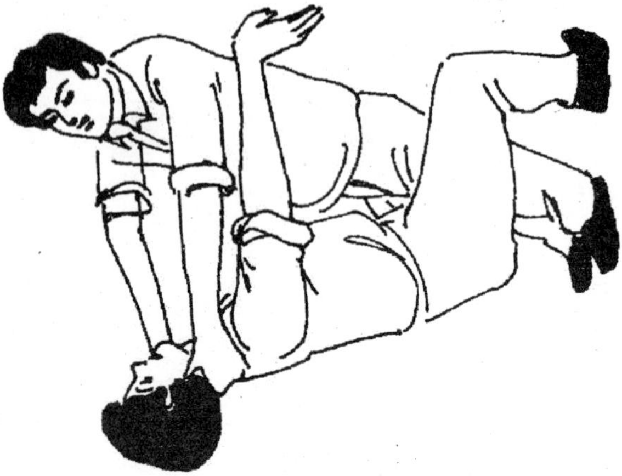

आग में घिरे बेहोश व्यक्ति को बाहर निकालना

तो उन्हें भी अपनी नाक-मुंह पर गीला कपड़ा अथवा रूमाल बांध लेना चाहिए ताकि जहरीली गैसों से बचाव हो सके।

तत्पश्चात् उन्हें स्वयं रेंगते हुए उस स्थान पर पहुंचना चाहिए जहां आग में घिरा हुआ असमर्थ व्यक्ति हो।

यदि दुर्घटना में फंसा हुआ व्यक्ति बेहोश हो गया हो तो उसकी दोनों कलाइयों को मिलाकर रूमाल से बांध देना चाहिए। तत्पश्चात् उसके बंधे हुए हाथों के बीच में अपना सिर डालकर, बेहोश व्यक्ति के हाथों को अपने गले में लटका लें तथा स्वयं रेंगते हुए उसे अपने स्थान से घसीट लाएं।

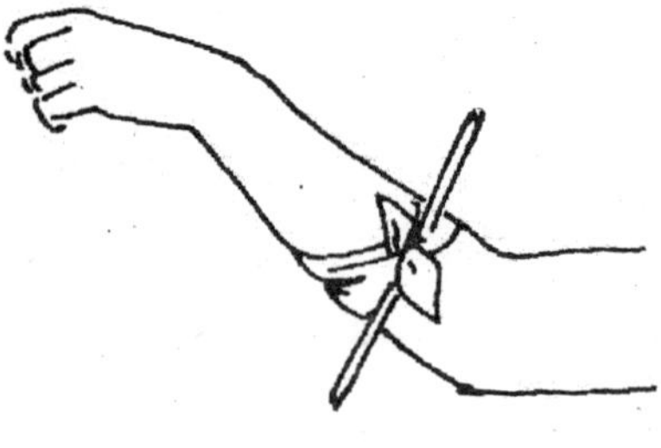

कुर्सी गांठ

यदि सीढ़ियों से उतरना सुरक्षित न हो तो आग में घिरे बेहोश व्यक्ति को भारी बाल्टी, बोरी अथवा मजबूत गठरी में बांधकर खिड़की आदि के रास्ते से रस्सी के सहारे नीचे लटका देना चाहिए।

यदि ये वस्तुएं भी उपलब्ध न हों तो बेहोश व्यक्ति को बगल के नीचे तथा घुटनों के समीप रस्सी के दो-दो लपेंटे लगाकर कुर्सी गांठ (चित्रानुसार) लगा देनी चाहिए। फिर उसे रस्सी के सहारे नीचे उतार देना चाहिए।

आग लगे हुए कमरे से किसी बच्चे को नीचे उतारना हो तो चादर अथवा धोती में रीफ गांठ लगाकर झोला बना लेना चाहिए तथा उस बालक के हाथ-पांव बांधकर उसे उस झोले में डाल देना चाहिए ताकि वह उछलकर बाहर न निकल सके।

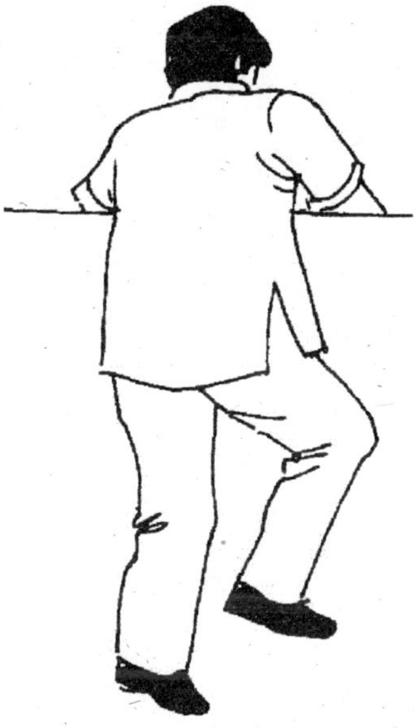

खिड़की से कूदना

इसके बाद उसे रस्सी के सहारे धीरे-धीरे नीचे उतार देना चाहिए। आग में घिरा वयस्क आदि अकेला तथा होश में हो तो उसे खिड़की आदि से नीचे कूदते समय किसी रस्सी, धोती आदि को खिड़की से बांधकर उसके सहारे से नीचे उतर जाना चाहिए। इससे चोट लगने की सम्भावना कम रहेगी।

नोट—रीफ गांठ के लिए देखें अध्याय "गांठ लगाना।'

आग को बुझाना

जहां आग लगी हो वहां से उन बची हुई वस्तुओं को, जिनमें आग लग जाने की सम्भावना हो हटा देना चाहिए। तत्पश्चात् आग को बुझाने का प्रयत्न करना चाहिए।

सामान्य आग को पानी डालकर बुझाया जा सकता है, परन्तु पेट्रोल, मिट्टी का तेल, स्प्रिट, रंग, रोगन आदि में आग लगी हो तो उन पर पानी भूलकर भी नहीं डालना चाहिए अन्यथा ये तरल पदार्थ हल्के होने के कारण पानी पर तैरने लगेंगे तथा आग को और भी अधिक फैला देंगे। इन्हें दबा देना चाहिए अथवा इन पर रेत-मिट्टी डालकर आग को बुझाना चाहिए।

बिजली से लगी आग को बुझाने से पूर्व सर्वप्रथम बिजली के मेन स्विच को बन्द कर देना आवश्यक है। बिजली के तारों में लगी आग को भी रेत-मिट्टी डालकर ही बुझाना चाहिए।

आग बुझाने का काम करने वालों को अपने पहनने के कपड़े चुस्त रखने चाहिए तथा मुंह-नाक पर गीला रूमाल बांध लेना चाहिए ताकि उस पर जहरीली गैसों का प्रभाव न पड़े।

गांव के खेत-खलिहान में लगी आग को वृक्ष की टहनी में बोरी का टुकड़ा बांध कर उससे पीट-पीटकर बुझाया जा सकता है।

जहां फायर बिग्रेड की सहायता उपलब्ध हो, वहां कैसी भी आग लगने पर फायर बिग्रेड को ही सूचित करना चाहिए । जब तक फायर बिग्रेड वाले न आ जाएं तब तक आग बुझाने में पूरा सहयोग अपनी ओर से करते रहना चाहिए।

जलने तथा झुलसने पर उपचार

जलने अथवा झुलस जाने पर निम्नलिखित प्राथमिक उपचार करने चाहिए। तत्पश्चात् रोगी व्यक्ति को शीघ्रताशीघ्र डॉक्टर की सहायता दिलानी चाहिए–

1. यदि शरीर की त्वचा पर कपड़ा जलकर चिपक गया हो तो सर्वप्रथम उसे अलग करने का प्रयास करना चाहिए। जले हुए स्थानों पर से कपड़ा उतारने में कठिनाई पड़ती है अत: पहले उस भाग के चारों ओर के कपड़ों को काट देना चाहिए। तत्पश्चात् जले हुए हुए हिस्से पर चिपके हुए कपड़ों को नारियल अथवा तिल के तेल से भिगोकर आसानी से हटाया जा सकता है।

2. जलने के कारण रोगी के हृदय पर बड़ा गहरा सदमा बैठता है। अत: उसे दूर करने के लिए सान्त्वनादायक शब्द कहने चाहिए तथा उसकी बड़ी हानि को भी बहुत कम रूप में प्रकट करना चाहिए। सदमे को दूर करने के लिए घायल व्यक्ति को दूध पिलाना चाहिए।

3. रोगी के शरीर को गर्म रखना चाहिए, इसके लिए उसे कम्बल या गर्म कपड़ों से ढंक देना चाहिए। यदि घायल व्यक्ति मूर्छित हो गया हो तो उसकी मूर्छा दूर करने

का प्रयत्न करना चाहिए और यदि स्वाभाविक श्वासन क्रिया में रुकावट आ गयी हो तो कृत्रिम श्वासन क्रिया का प्रयोग करना चाहिए।

4. जले हुए भाग पर छाले उठने से पूर्व ही लगातार ठण्डा पानी डालने अथवा उसे ठण्डे पानी में डुबाए रखने अथवा उस पर किसी मोटे और मुलायम कपड़े की गद्दी को ठण्डे पानी में भिगोकर रखने से जलन शान्त होती है परन्तु यह उपचार तभी लाभ करता है जब छाले न पड़े हों।

5. गर्म पानी, चाय अथवा दूध आदि गिर जाने से त्वचा पर यदि छाले पड़ गये हो तो उन्हें फोड़ना नहीं चाहिए बल्कि उन पर बोरिक एसिड छिड़ककर स्वच्छ कपड़े की पट्टी बांध देना चाहिए।

6. जले हुए स्थान पर तिल का तेल, जैतून का तेल, नारियल का तेल अथवा चूने का पानी, समभाग मिलाकर भली-भांति फेंटकर लगाने से ठण्डक पहुंचती है तथा जलन का कष्ट कम हो जाता है।

उबले हुए आलू को महीन पीसकर जले हुए स्थान पर रखने से ठण्डक पहुंचती है। गाढ़ी चाय बनाकर उसे ठण्डी हो जाने पर छान कर लगाना भी शांतिदायक होता है।

कार्बोलिक लोशन अथवा सोडा घुले हुए गर्म पानी में कपड़ा भिगोकर इसे जले हुए स्थान पर रखें। बोरिक एसिड अथवा नमकीन पानी में कपड़ों के टुकड़ों को भिगोकर रखना ही हितकर रहता है।

दो बूंद कार्बोलिक एसिड को एक छोटे चम्मच वैसलीन में डालें अथवा वैसलीन की जगह उसे उबले हुए नारियल के तेल में मिलाएं। इस मिश्रण को मिलाकर लगाने से भी जलन शान्त होगी।

जले हुए स्थान पर लगाने की बर्नोल आदि कोइ पेटेण्ट औषधि अथवा बोरिक मलहम उपलब्ध हो तो उसे लगाना भी हितकर होगा।

7. यदि रोगी मूर्छित हो गया हो तो पहले उसके शरीर को कम्बल से ढक देना चाहिए तत्पश्चात् मूर्छा नाशक उपायों के साथ ही अन्य उपचार करने चाहिए।

8. जलने के कारण यदि घाव हो गया हो और रोगी को डॉक्टरी चिकित्सा शीघ्र उपलब्ध हो पाना सम्भव न हो तो जले हुए भाग पर पूर्वोक्त वस्तुओं का लेप करने के पश्चात् पट्टी बांध देनी चाहिए। ताकि बाहर की गन्दगी, धूल, कीटाणुओं से सुरक्षित रहे।

प्राथमिक उपचारों के बाद रोगी को शीघ्र से शीघ्र डॉक्टर के पास या अस्पताल ले जाना चाहिए।

9. हथेली जितना स्थान जले तो उसे एक प्रतिशत बर्न कहते हैं। इसी प्रकार शरीर के जलने का प्रतिशत निकाल लेते हैं। जलने की तीन श्रेणियां होती हैं–ऊपरी (वाहृय), मध्यम (मांसपेशी) व आंतरिक (अंग) तक जलना।

□ □ □

विभिन्न आकस्मिक स्थितियों के लिए चित्रमय सुझाव

सिर की चोट लगने पर

1. सिर में चोट लगने पर डेटाल से साफ करें।

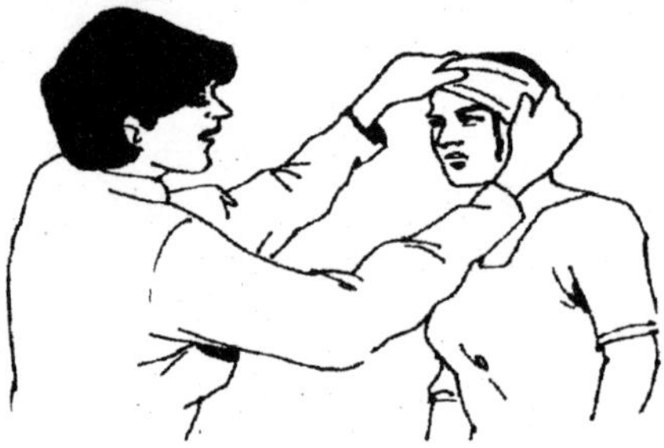

2. पट्टी करें जिससे रक्तस्राव रुके व घाव मे संक्रमण न हो।

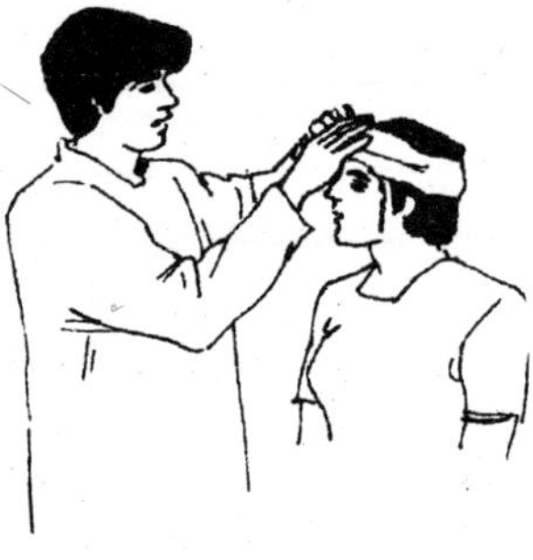

3. घायल को सीधा लिटा दें।

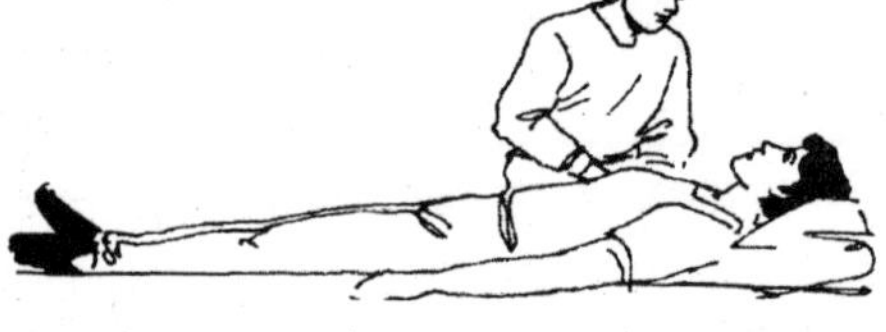

4. तुरंत चिकित्सकीय सहायता उपलब्ध कराएं।

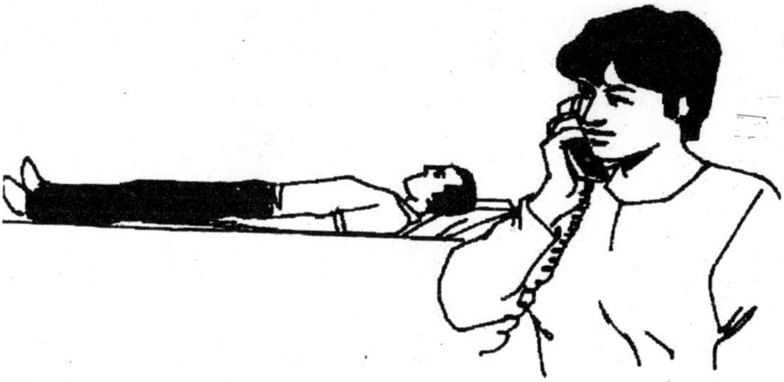

5. सिर में फ्रैक्चर।

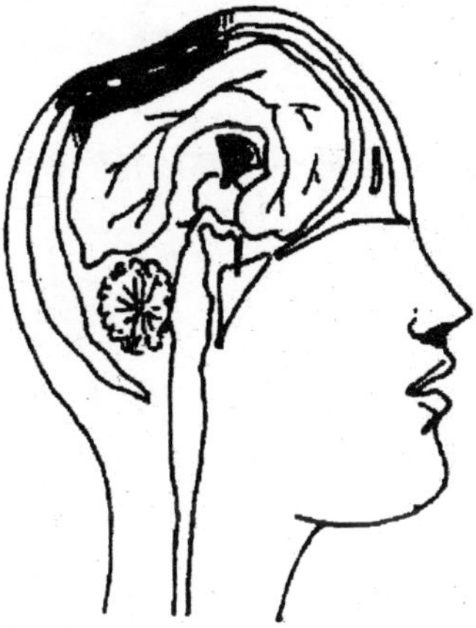

6. सिर के अंदर रक्तस्राव।

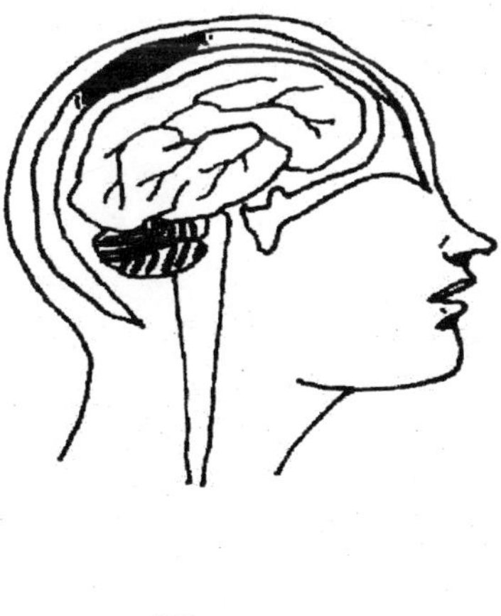

सांस लेने–बोलने में कठिनाई होने पर

1. आगे को मुंह करा कर पांच बार पीठ पर थपकी दें। मुंह में कुछ अटक तो नहीं रहा यह ध्यान रखें।

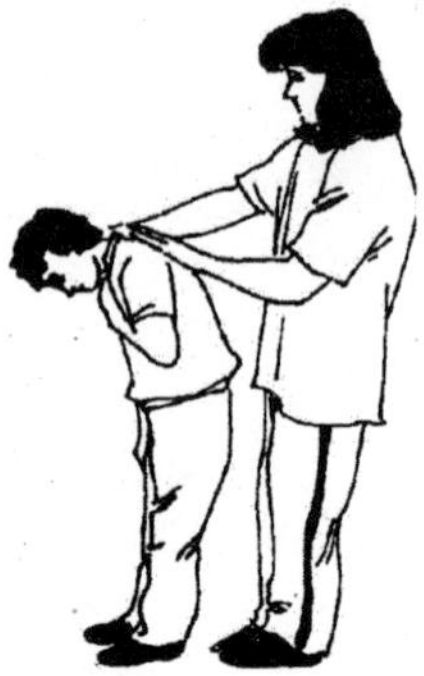

2. इसके बाद बच्चे बड़े को पीछे से सीधा पकड़कर पांच बार छाती पर थपकी दें।

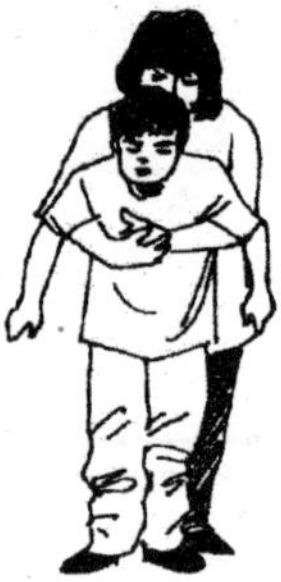

3. फिर पीठ पर पांच थपकी दें। बच्चे का मुंह देखें। कुछ अटका हो तो हटा दें।

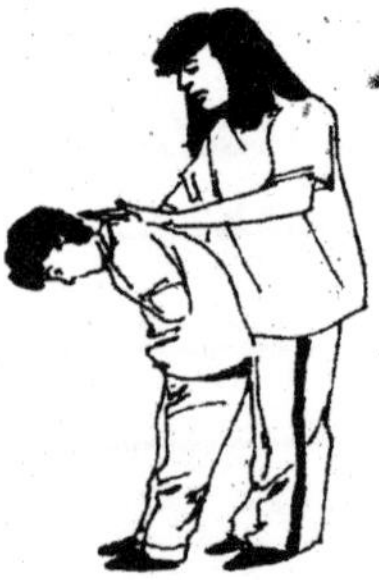

4. अब पेट पर चित्रानुसार 4–5 बार थपकी दें और प्रभावित बच्चे–बड़े को हिलाएं।

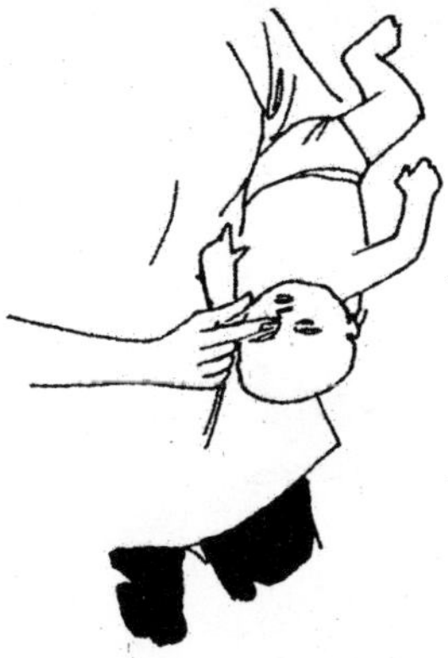

5. तुरंत चिकित्सक के पास या अस्पताल ले जाएं।

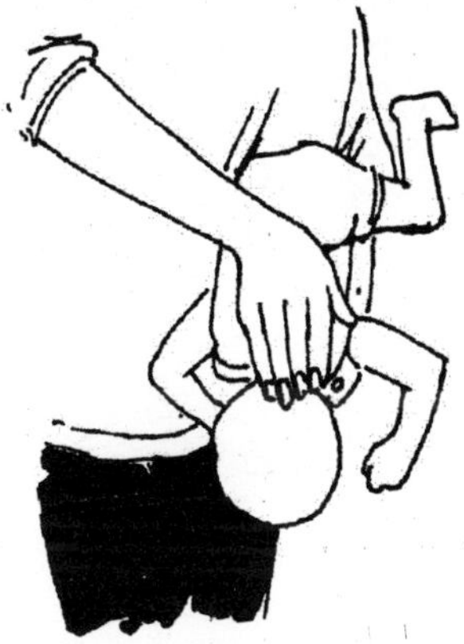

बच्चे को सांस लेने में रुकावट होने पर

1. चित्रानुसार पीठ पर थपकी दें।

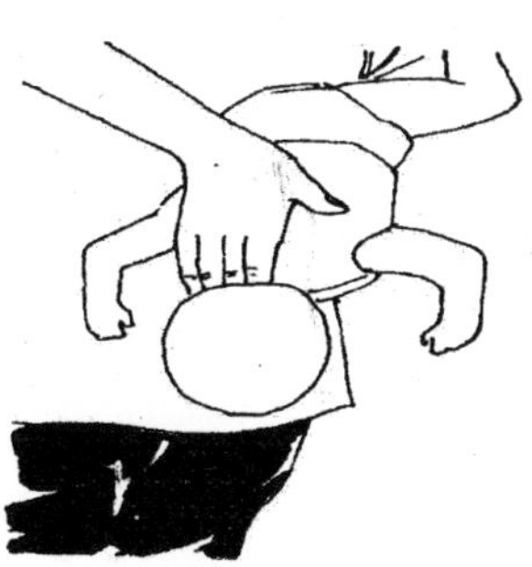

2. बच्चे का मुंह देखें-गला भी देखें।

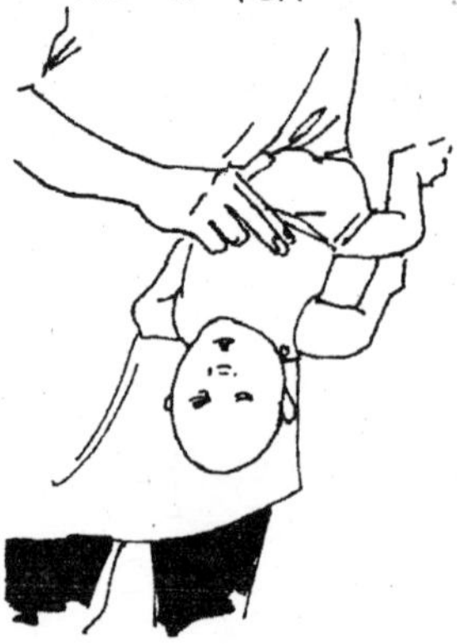

3. छाती पर थपकी दें।

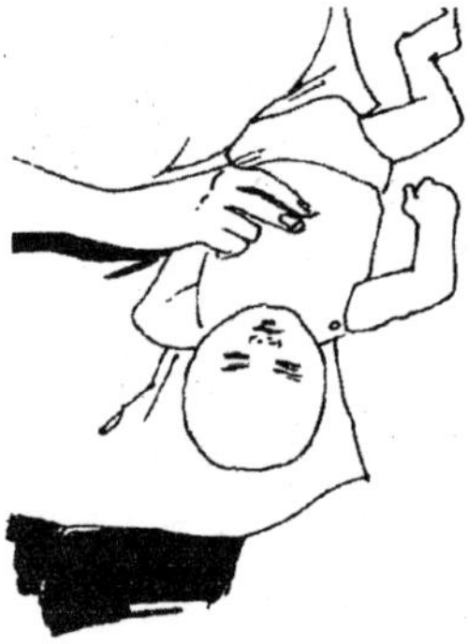

4. दोबारा यही प्रक्रिया दोहराएं।

5. बाल व शिशु रोग चिकित्सक से परामर्श करें।

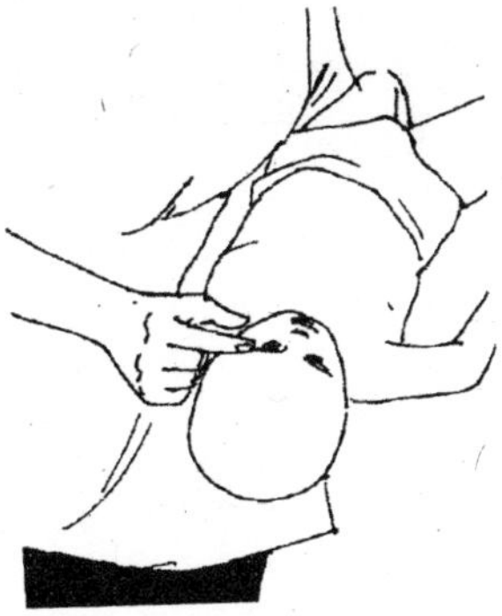

छाती पर दवाब देना-दिल की धड़कन बंद होने पर

1. यदि केरोटिड धमनी सुनाई न पड़े, तुरंत कार्यवाही प्रारम्भ कर दें।

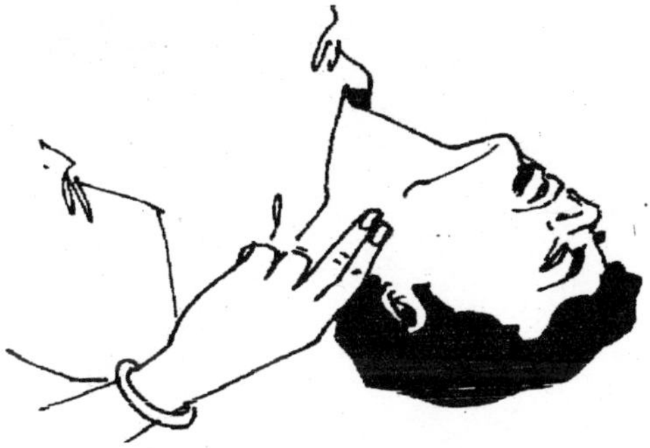

2. रोगी को सीधा लिटाकर हाथों को चित्रानुसार छाती पर रखें।

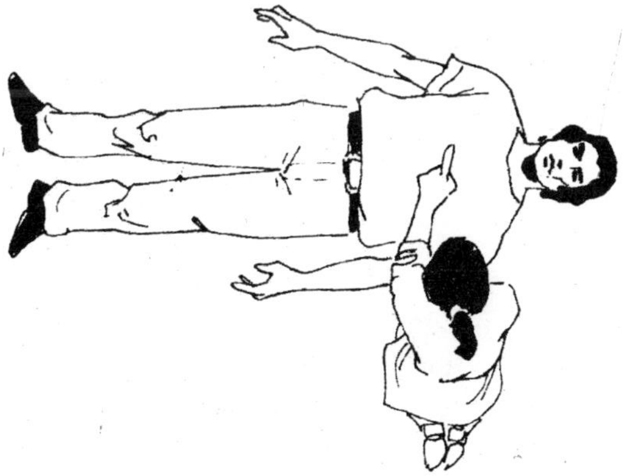

3. एक हाथ के ऊपर दूसरा हाथ रखकर उंगलियों से कस लें।

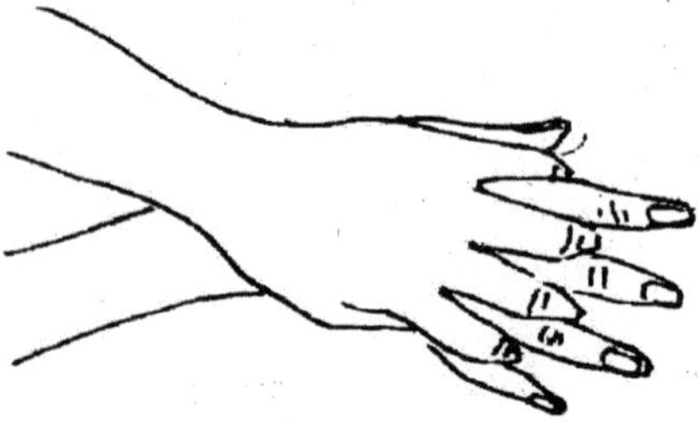

4. छाती पर हाथों की उपरोक्त मुद्रा बनाकर पसलियों को गहरा-गहरा दबाएं व बीच-बीच में मुंह में सांस भी दें।

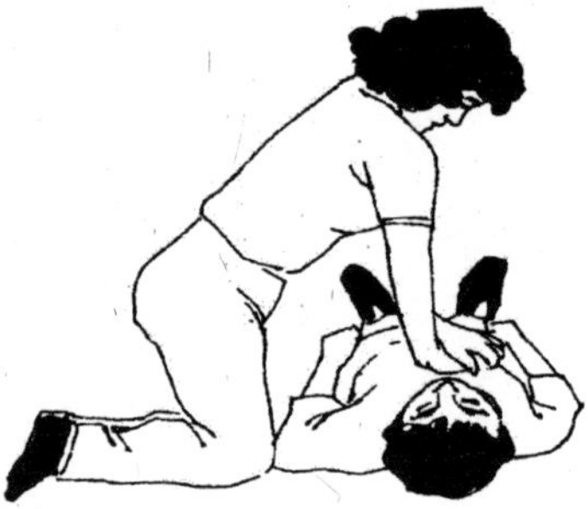

मुंह से मुंह में सांस देना

1. मुंह से किसी भी प्रकार की रुकावट दूर करें। रोगी को सीधा लिटा कर मुंह की जांच करें।

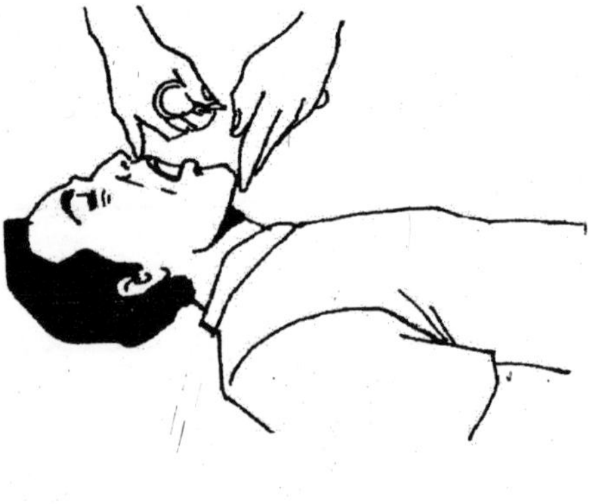

2. गर्दन को चित्रानुसार कर दें जिससे जीभ के कारण भी सांस न रुके।

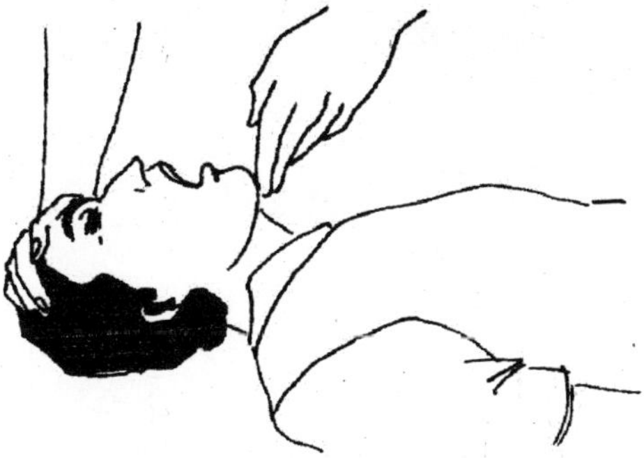

3. रोगी की नाक हाथ की उंगलियों से बंद कर लें।

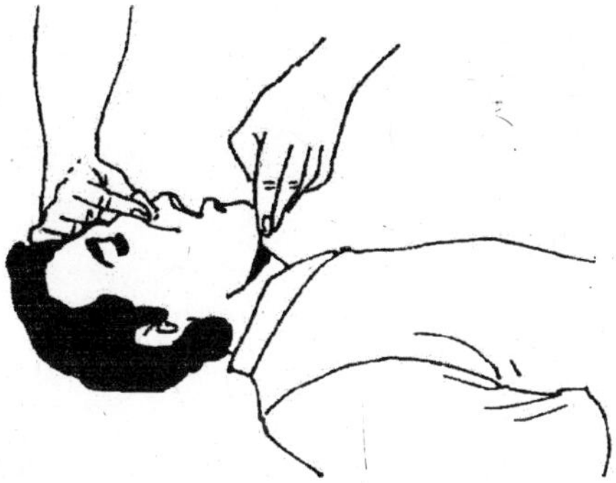

4. अपने मुंह में सांस भरकर रोगी के मुंह के अंदर जोर से फूंक मारे।

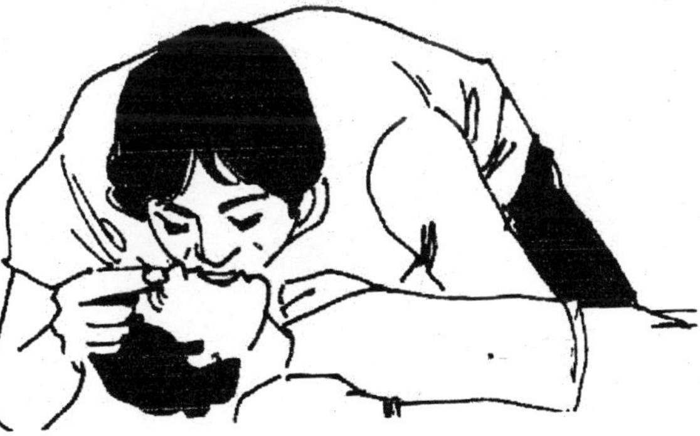

5. दोबारा ऐसा ही करें और रोगी की हालत पर नजर रखें।

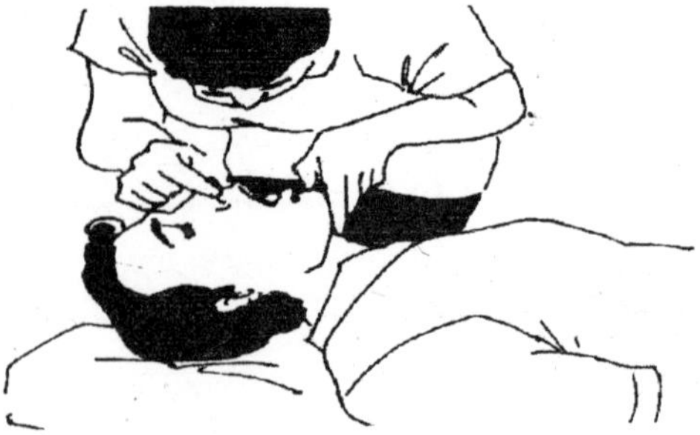

6. बच्चे के मुंह से मुंह में सांस देना।

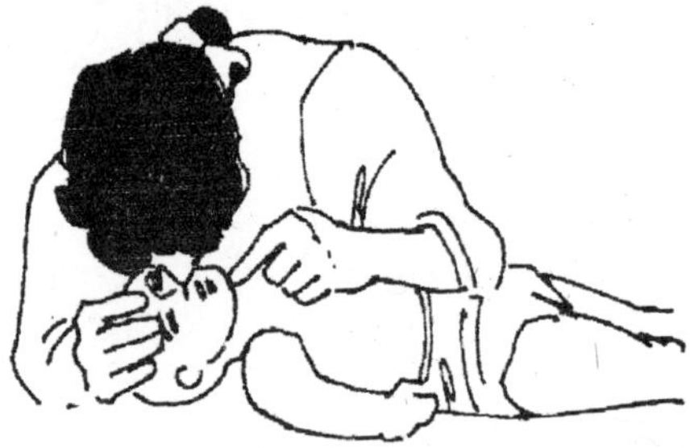

दौरा पड़ने या मूर्छित हो जाने पर रोगी को लिटाने की सही स्थिति

1. गर्दन व सिर पीछे को कर दें जिससे सांस ठीक तरह आती रहें। बायां हाथ कूल्हे के नीचे करें।

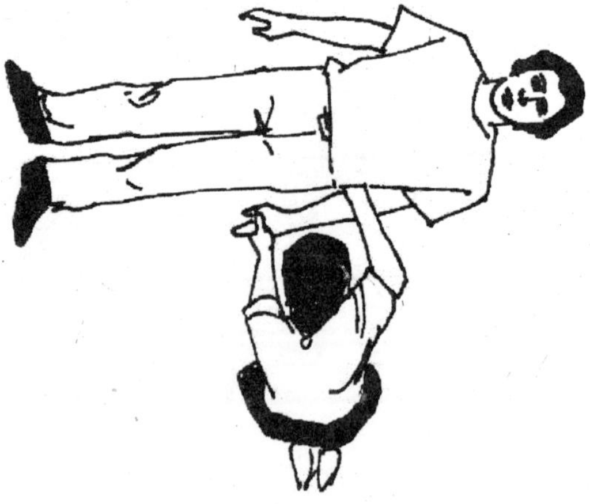

2. चित्रानुसार दाएं हाथ को बाएं कान के नीचे रखकर सीधा घुटना मोड़कर रोगी को तिरछा करें।

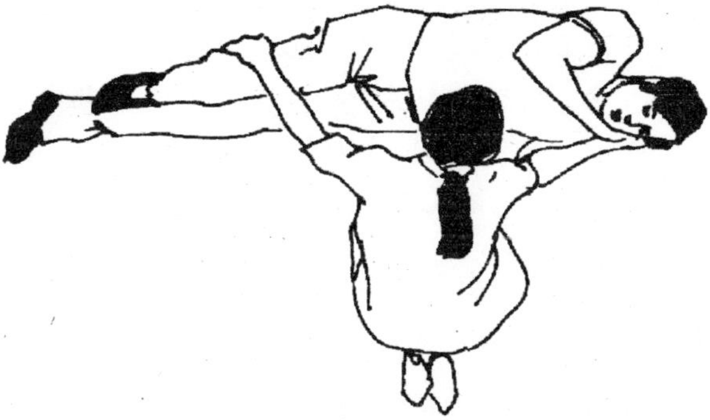

3. रोगी को अपनी तरफ मोड़ लें किन्तु सावधानीपूर्वक।

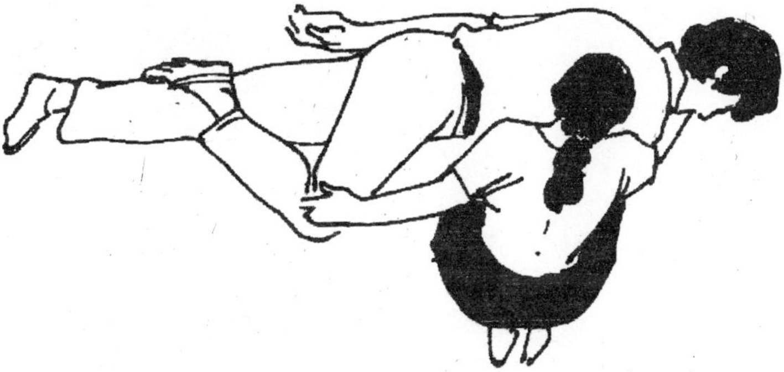

4. चित्रानुसार रोगी के लेटने की मुद्रा स्थिर कर दें।

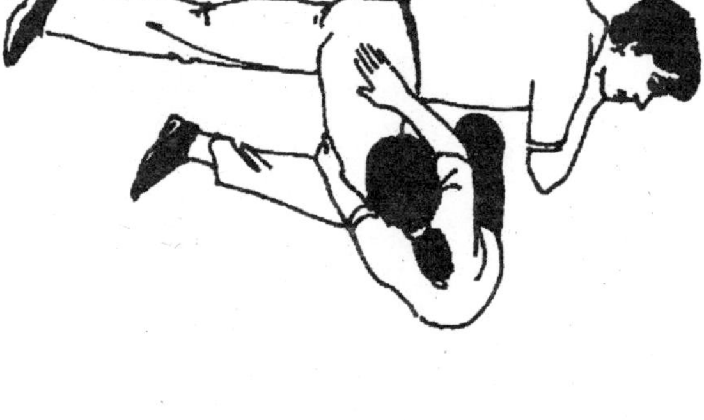

5. यह ध्यान रखें कि रोगी को सांस ठीक से आता रहे और रोगी को चिकित्सक के आने तक हिलाएं-डुलाएं नहीं।

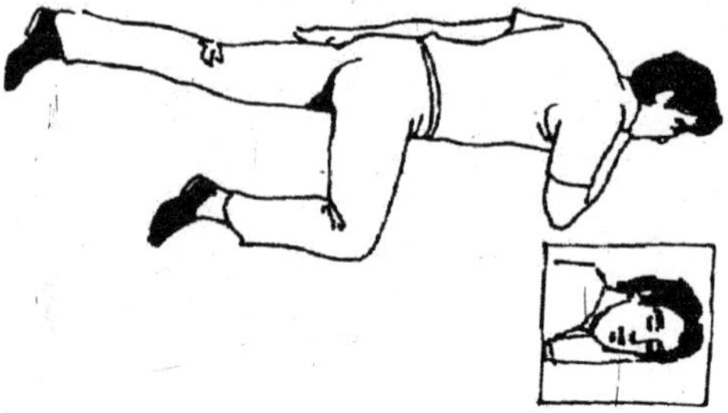

6. बेहोश बच्चे को गोद में लेने का तरीका।

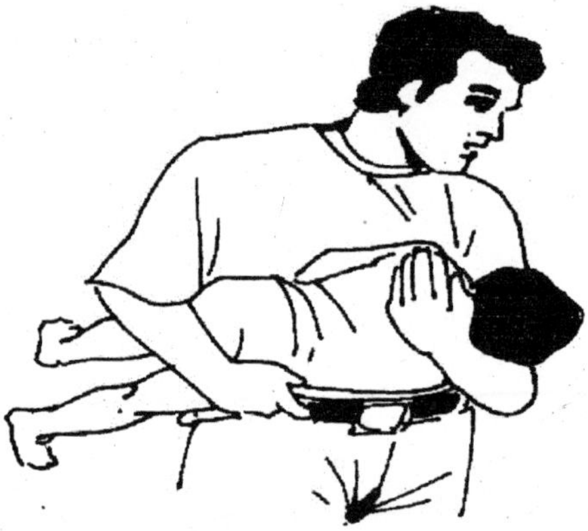

7. मूर्छित बच्चे को लिटाने का तरीका।

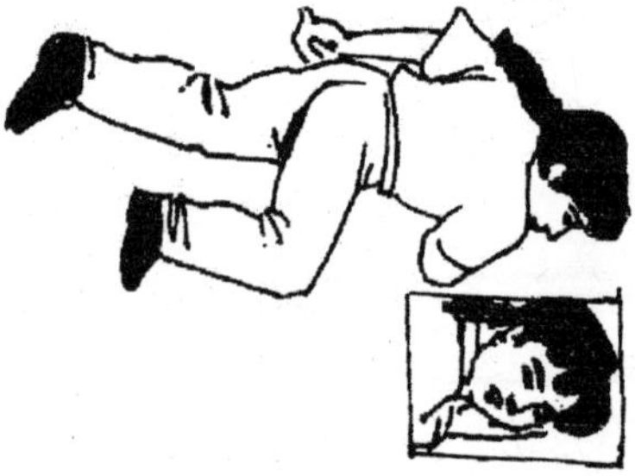

8. यदि कमर या गर्दन पर चोट लगी हो तो अपने साथ किसी अन्य की भी मदद लें। (देखें चित्र) गर्दन व पीठ हिलाएं बिना रोगी को करवट दिलाने का धीरे-धीरे प्रयास करें।

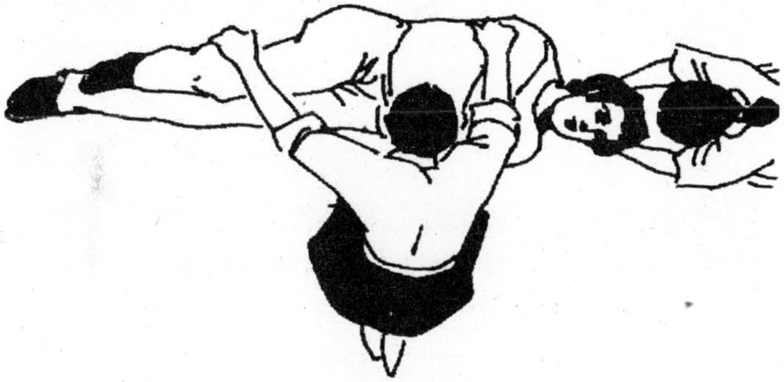

□ □ □

शरीर के विभिन्न अंगों में कोई बाहरी वस्तु चली जाना!

कई बार असावधानीवश या दुर्घटनावश शरीर के विभिन्न अंगों-खासकर आंख, नाक, कान, श्वसन मार्ग एवं भोजन मार्ग में बाहरी वस्तुयें चली जाती है। यह स्थिति कई बार जानलेवा भी सिद्ध हो सकती हैं मगर शान्तिचित से बिना धैर्य खोये यदि इसका तत्काल उपचार किया जाये तो इसके कारण पैदा होने वाली विभिन्न तकलीफों, जटिलताओं से बचा जा सकता है।

कान में कोई बाहरी वस्तु चली जाना :

ये दो प्रकार की हो सकती हैं :

1. खटमल, मक्खी, चींटी, तिलचट्टा इत्यादि कीड़े-मकोड़े।
2. बटन, अनाज का दाना, रुई का टुकड़ा आदि निर्जीव वस्तुयें।

आम तौर पर कान में प्रवेश कर जाने वाली निर्जीव वस्तुएं कोई पीड़ा या खतरा उत्पन्न नहीं करतीं, मगर होता यह है कि इन्हें निकालने के प्रयास में मरीज के कान में गम्भीर विकार पैदा हो सकते हैं, लिहाजा जहां तक सम्भव हो, इन्हें घर पर ही निकालने की कोई कोशिश न कर सीधे डॉक्टर को दिखायें। हां, कीड़े-मकोड़े अवश्य तकलीफदायक साबित होते हैं। कान के भीतरी उनकी हलचल, उसके द्वारा स्त्रावित जहरीले स्त्राव एवं उनके डंक आदि से कानों में दर्द, जलन, खुजली वगैरह की शिकायत हो सकती है। अलावा इसके कान के पर्दों के फटने और सुनने की शक्ति में खामी पैदा होने का खतरा भी रहता है।

ऐसी स्थिति में क्या करें?

कान में तेल, स्प्रिट या कुछ न मिले तो पानी ही डालकर मरीज को कुछ इस तरह लिटा दें कि बाधित कान (जिसमें की बाहरी चीज चली गयी है) का रूख ऊपर की ओर रहे। इससे कीड़े का दम घुटने से वह मर जाता है। इसके बाद मरीज को दूसरी करवट लिटायें, ताकि उसका कान नीचे हो जाये। इससे कई बार द्रव पदार्थ के साथ मृत कीड़ा भी बाहर निकल आता है। यदि कीड़ा तेल या स्प्रिट डालने के बाद भी बाहर

नहीं निकलता, तो कान के साथ स्वयं ज्यादा छेड़छाड़ करने के बजाय डॉक्टर की सहायता लेना ही उचित है।

ऐसी स्थिति में क्या न करें?

याद रखिये, कान में खाने का सोडा या हाइड्रोजन परॉक्सॉइड कभी न डालें। इससे कान में गम्भीर जलन हो सकती है। और हां, फंसे हुये मृत कीड़े या अन्य निर्जीव वस्तुओं को चिमटी या किसी अन्य साधन से निकालने की कोई कोशिश न करें।

नाक में कोई बाहरी वस्तु चली जाना :

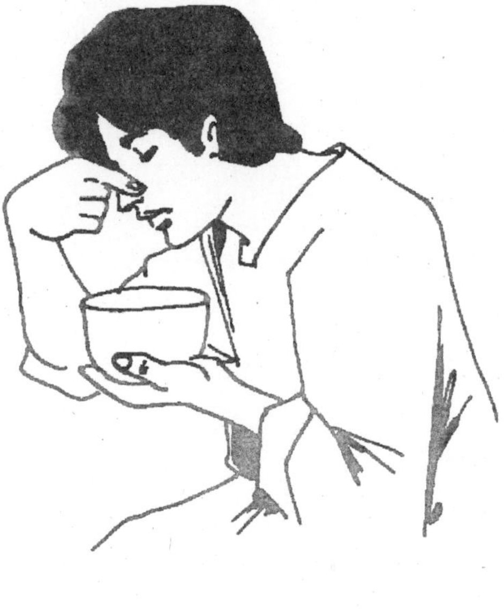

नाक में कोई बाहरी वस्तु चली जाना :

अक्सर बच्चे इस स्थिति का शिकार बनते हैं। साथ ही मानसिक रूप से अस्थिर रहने वाले वयस्कों में भी ऐसी स्थिति देखने में आती है। आम तौर पर तो इन वस्तुओं का प्रवेश नथुनों से ही होता है। मगर कभी-कभी उलटी करते वक्त, छींकते समय या खांसी के साथ भी मुंह में मौजूद वस्तु नाक में पिछले रास्ते से प्रवेश कर जाती है। नाक

के भीतर फंस जाने वाली इन चीजों में मटर या मूंगफली के दाने, सुपारी के टुकड़े, चूड़ी के टुकड़े, बटन, कागज, लोहे के छर्रे इत्यादि उल्लेखनीय हैं। कई बार तो कोई कीड़ा या मक्खी भी नाक में प्रवेश कर जाती है। ये सभी चीजें नाक की भीतरी दीवार में जलन उत्पन्न करती हैं, जिससे उसमें घाव या गांठ उत्पन्न हो रक्तस्राव तक हो सकता है।

ऐसी स्थिति में क्या करें?

पहले तो रोगी को बिठा दें और उसका सिर नीचे की ओर झुकाने को कहें। इसके बाद उसे नाक के उस नथुने को जोर से छिड़कने के लिये कहें, जिसमें वस्तु फंसी हो।

क्या न करें?

यदि कोई नुकीली वस्तु नाक में चली गयी हो, मगर उसका दूसरा छोर बाहर दिखाई दे रहा हो, तो उसे निकालने का कोई प्रयत्न न करें, हो सकता है उसका नुकीला सिरा भीतर धंस गया हो, जिसके निकलते ही भीषण रक्तस्राव होने लगे।

आंख में कोई बाहरी वस्तु चली जाना

आँख में कोई बाहरी वस्तु चली जाना

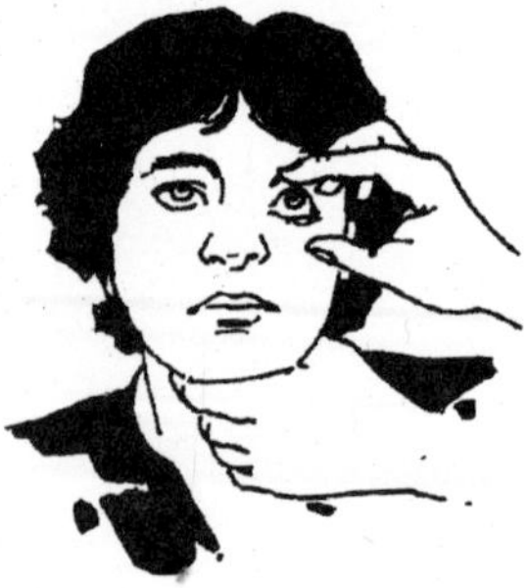

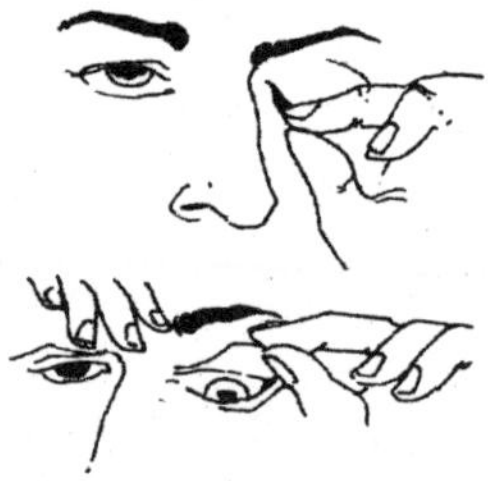

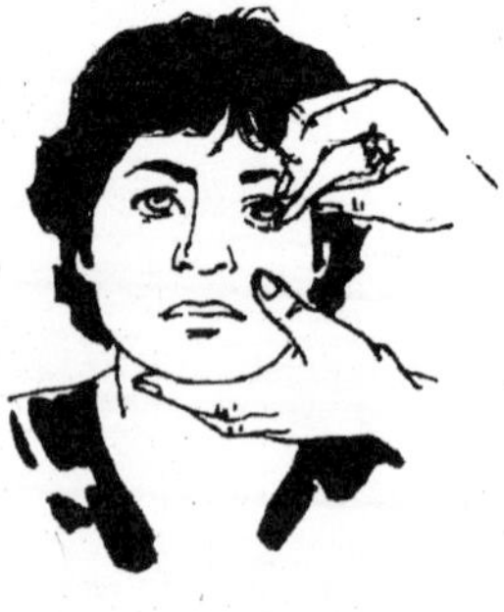

1. निचली पलक से बाहरी वस्तु को निकालना
2. ऊपरी पलक से बाहरी वस्तु को निकालना।

आंखों में कोयले के कण, धूल, कीड़ों के पंख या पैर, घास का टुकड़ा वगैरह

चले जाने पर तीव्र जलन पैदा होती है। पलकों का झपकना तेज हो जाता है और आंसू बहने लगते हैं। यदि इन वस्तुओं को जल्दी न निकाला जाये, तो आंख में सूजन और लाली उत्पन्न हो जाती है और नजर कमजोर पड़ जाती है।

ऐसी स्थिति में क्या करें?

बाहरी वस्तुएं अक्सर निचली पलक के भीतर फंसी होती हैं, अतः मरीज से ऊपर देखने के लिये कहें। निचली पलक को उंगली से नीचे की ओर खींचें और वस्तु को रूई के ऐंठे हुए फाहे से पोंछकर निकाल दें।

यदि वस्तु ऊपरी पलक में फंसी है, तो उसे निकालना थोड़ा मुश्किल काम है, क्योंकि इसके लिये पूरी पलक को पलटना पड़ता है। रोगी को नीचे देखने के लिये कहें और ऊपरी पलक को उंगलियों को चिमटी का आकार दें बाहर की ओर खींचे और फिर तर्जनी से बीच में दबाकर पलक को उलट दें और बाह्य वस्तु को निकाल दें। वस्तु के निकल जाने पर आंखों को पानी से अच्छी तरह धो लें।

क्या न करें?

आंख को मसले नहीं, इससे नेत्र-पटल पर घाव हो सकता है। इसी तरह घर में रखी कोई भी आंख में डालने वाली दवा को बिना डॉक्टर की सलाह के आंख में न डालें। यदि कोई नुकीली वस्तु आंख में चुभ जाती है तो आंख को बिना छेड़े उस पर पट्टी बांध दें और तुरन्त डॉक्टर के पास ले जायें।

सांस के रास्ते में कोई बाहरी वस्तु अटक जाना :

सांस के रास्ते में कोई बाहरी वस्तु अटक जाना

1

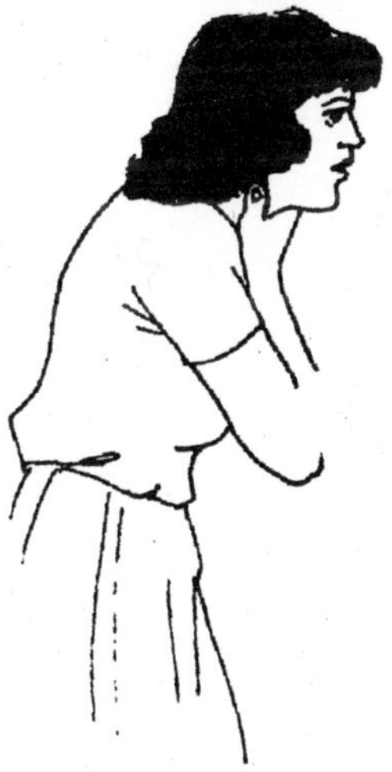

2

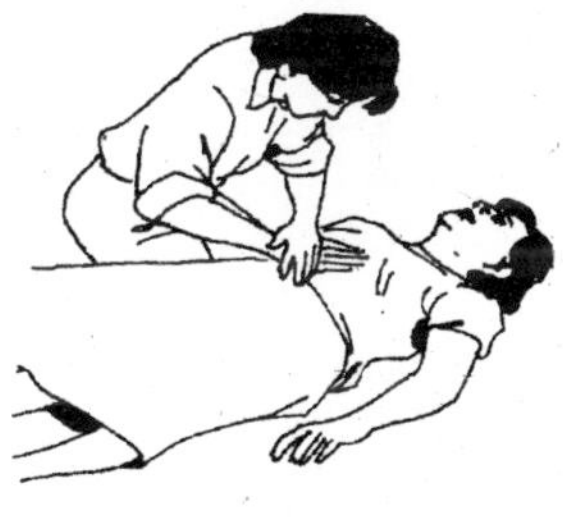

1. बाधित व्यक्ति के होश में रहने की स्थिति में।
2. बाधित व्यक्ति की बेहोशी की स्थिति में।

अक्सर बच्चों में ही यह आपात्कालीन स्थिति देखने में आती है। हालांकि, कभी-कभी श्वसन मार्ग में भी किसी बाहरी वस्तु के जाने पर मरीज को तीव्र खांसी उठती है, जिससे भीतर गयी वस्तु अपने-आप बाहर निकल जाती है।

ऐसी स्थिति में क्या करें?

अपने मुड़े हुए घुटनों पर मरीज को पेट के बल लिटा दें और उसके सिर को यथासम्भव नीचे लटका दें। फिर मुट्ठी से उसकी पीठ पर तीन-चार प्रहार करें। यदि रोगी छोटा बच्चा है तो यही कार्य आप उसे पैरों से पकड़कर उल्टा लटकाते हुए कर सकते हैं।

पेट में कोई बाहरी वस्तु चली जाना :

बच्चे कौतूहलवश या असावधानीवश ऐसी वस्तुएं निगल लेते हैं। उसी तरह मानसिक रूप से विकलांग व्यक्ति या जेल में कैदी भी आत्मदाह के इरादे से कभी-कभी वस्तुओं को निगल लेते हैं।

ऐसी दुर्घटना उन लोगों के साथ भी हो सकती है, जो काम करते वक्त काम आने वाली छोटी-मोटी वस्तुओं को मुंह में रखकर कार्य करते हैं। मसलन, कील, बटन, सुई, पिन, क्लिप इत्यादि। हालांकि छोटी या गोल वस्तु बड़ी आसानी के साथ मल के साथ बाहर आ जाती है, मगर नुकीली या बड़ी वस्तु अंगों को क्षति पहुंचा सकती हैं।

ऐसी स्थिति में क्या करें?

छोटी वस्तुओं को मल के जरिये निकालने के लिये आंतों की गति बढ़ाना ही सबसे बड़ी बात होती है। अतः मरीज को रेशेयुक्त पदार्थों को बहुतायत में खिलाना चाहिये। जैसे रोटी, आलू, गोभी, गाजर, हरी सब्जियां, केले इत्यादि।

क्या न करें?

रोगी को कोई जुलाब या विरेचक न दें। यदि वस्तु बड़ी या नुकीली हो तो मरीज को खाने को कुछ न दें और उसे तुरन्त अस्पताल पहुंचायें।

□ □ □

पानी में डूबना

डूबने वाले को पानी से बचाने के बाद उसे होश में लाने के लिये मुंह से कृत्रिम सांस देनी चाहिये। लेकिन इसके पहले अपनी उंगली से डूबे व्यक्ति के गले में अगर कोई बाहरी चीज, मसलन उसके नकली दांत, कीचड़ वगैरह अटक गयी हो, तो उसे साफ कर देना चाहिये। कृत्रिम सांस देने के लिये मरीज की गर्दन के नीचे अपना एक हाथ रखकर उसके सिर को थोड़ा-सा ऊपर उठायें। दूसरे हाथ से उसकी नाक के निचले हिस्से को बन्द करें ताकि जो हवा उसके मुँह के जरिये अन्दर जा रही है, वह नाक से निकल न जाये। अगर मरीज का मुंह खुला न हो, तो गर्दन के नीचे से अपना हाथ हटाकर, जबड़े के निचले हिस्से को खींचकर खोलें। पर ध्यान रखें कि आपकी उंगलियां मरीज के होठों पर न हों, अन्यथा इससे सांस देने में बाधा पहुंचती है।

कृत्रिम सांस कैसे दें?

सबसे पहले लम्बी सांस लें और फिर अपना मुंह पूरा खोलकर मरीज के मुंह को अपने मुंह से ढंक दें। मरीज के मुंह में पूरी तरह से धीरे-धीरे सांस छोड़ें। पहले 5-6 बार यह क्रिया एकदम जल्दी-जल्दी दोहरायें, ताकि मरीज के शरीर में तेजी से ऑक्सीजन की पूर्ति हो सके। इसे बाद सामान्य गति से सांस दें। सांस देते समय जोर से फूंक न मारें। इससे मरीज के फेफड़ों को नुकसान पहुंच सकता है या उसके पेट में हवा भर सकती है या फिर उसे उल्टी हो सकती है। अगर उल्टी हो तो मरीज का सिर एक ओर मोड़ दें, फिर उसका मुंह साफ करके तुरन्त दुबारा उसे सांसें देना शुरू कर दें। यह सिलसिला तब तक जारी रखें, जब तक कि मरीज खुद-ब-खुद सांसें न लेने लग जाये।

मरीज जब खुद-ब-खुद सांसें लेने लगे तो उसे पट लेटाकर अपने पैरों को उसके शरीर के दोनों ओर (आर-पार) करके खड़े हो जायें और उसके पेट के निचले हिस्से को कुछ इस तरह उठायें कि उसका सिर और उसके पैर नीचे जमीन पर ही रहें। ऐसा करने से डूबने पर जो पानी उसके शरीर में प्रवेश कर गया था, बाहर निकल जायेगा।

शिशु या छोटे बच्चों के शरीर से पानी निकालने का तरीका अलग है। बच्चे को उल्टा पकड़कर, उसकी पीठ को जोर-जोर से थपथपायें। इससे उसके शरीर में भरा पानी उसके मुंह से बाहर निकल जायेगा।

कृत्रिम सांस देने की विधि

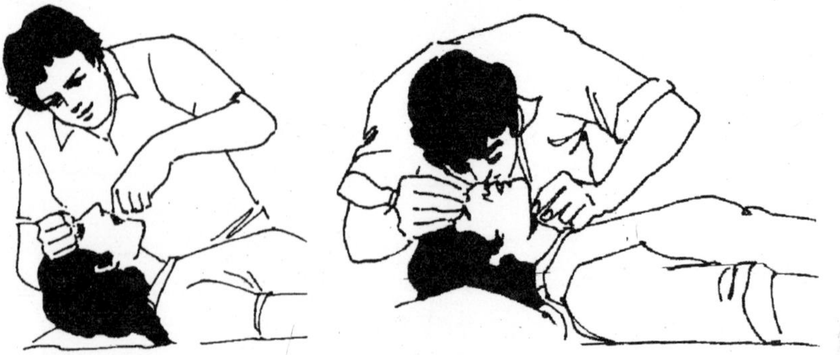

कृत्रिम सांस का मरीज के शरीर पर प्रभाव न पड़ने की स्थिति में क्या करें?

जब आप मरीज को कृत्रिम सांस देते हैं, तो सांस के साथ मरीज के शरीर में ऑक्सीजन जाता है और मरीज के चेहरे का उड़ा रंग वापस आने लगता है, पर पहली पांच-छः सांसों के बाद भी अगर मरीज की हालत में कोई सुधार न आये तो समझ लेना चाहिये कि ऑक्सीजन पूरे शरीर में फैल नहीं रहा है। उसके दिल की धड़कन बन्द हो जाने की वजह से शरीर में खून का संचार नहीं हो रहा है। ऐसे में मरीज की छाती पर दबाव देना चाहिये। इसके लिये आप मरीज के हृदय के ऊपर की छाती की हड्डियों को दबायें। ऐसा करने से हृदय पीठ की हड्डियों की ओर दब जाता है, जिसके चलते ब्लड-सर्कुलेशन फिर से शुरू हो जाता है।

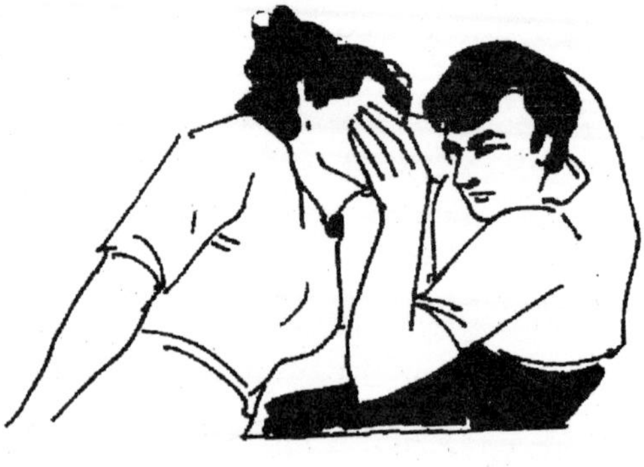

तरीका : मरीज को किसी सख्त चीज पर लिटा दें। सम्भव हो तो उसके पांव ऊंचाई पर रखें। अपने हाथ के किनारे से मरीज की छाती की नीचे से तीसरी पसली पर जोर से दो थाप मारें। इससे दिल का धड़कना शुरू हो सकता है। अगर धड़कना न शुरू हो, तो हृदय पर दबाव डालने की यह क्रिया शुरू करें–

आप मरीज के बगल में अपने घुटनों पर बैठ जायें। अपने एक हाथ की हथेली को छाती की नीचे से तीसरी पसली पर रखें और अपनी दूसरी हथेली को इस हथेली के ऊपर क्रास बनाती स्थिति में। अब अपनी बांहों को सीधा रखकर, सीने को हृदय की ओर दबायें। आप अपनी कोहनियों को न मोड़ें और ध्यान रखें कि आपके पूरे शरीर का वजन आपकी छाती पर सिर्फ हथेलियों के जरिये पड़े।

दबाव डालना छोड़ने पर छाती की हड्डी ऊपर आ जायेगी। यह प्रक्रिया एक बार फिर दोहरायेंगे। प्रत्येक मिनट मे 60 बार दबाव डालें। दबाव देना बन्द करने के बीच-बीच में अपने मुंह से कृत्रिम श्वांस देते रहें। 2 से 10 साल तक की उम्र के बच्चों के लिये, दबाव देते वक्त मात्र एक हथेली या फिर दो उँगलियों का ही इस्तेमाल करें। 1 मिनट में 80 बार, हल्का दबाव दें।

2 साल से कम उम्र के बच्चों के लिये, एक उँगली के इस्तेमाल से दबाव डालिये, एक मिनट में लगभग 100 बार। इससे मरीज के चेहरे की खोयी रंगत वापस आने लगेगी, फैली हुई आंखों की पुतलियां संकुचित होने लगेंगी और नब्ज और दिल की धड़कन दोबारा सामान्य होने लगेगी।

एक बार मरीज की हालत सामान्य हो जायें, तो उसके गीले कपड़े उतार दीजिये। पूरी ताकत लगा उसके शरीर को रगड़िये और उसके शरीर को सुखाइये। उसके शरीर को एक सूखे कम्बल या तौलिये में लपेटकर उसे अस्पताल पहुंचाइए। उसे सीधा बैठने मत दीजिये और पहले आधे घण्टे तक उसे कुछ भी खाने-पीने न दीजिए। इसके बाद, उसे गरम चाय या कॉफी पिलाइये।

अगर मुंह से कृत्रिम श्वांस देने, छाती पर दबाव डालने के बावजूद भी मरीज की हालत में कोई सुधार न नजर आये, तो भी उचित डॉक्टरी चिकित्सा मिलने तक उक्त क्रियायें जारी रखें। कभी-कभी मरीज अनायास ही सांस लेना शुरू कर सकता है। उसकी सांसें कमजोर और अनियमित हो सकती हैं। इसलिये ऐसी स्थिति में बीच-बीच में हल्की सांस देते रहिये।

सांस लेने में कठिनाई होना और सांस रुक जाना!

हमारे आसपास कई बार ऐसी दुर्घटनायें घटती हैं, जिनमें किसी को सांस लेने में या तो रुकावट हो जाती है या उसकी सांस बन्द ही हो जाती है। यह एक ऐसी आपात स्थिति है, जिसमें यदि तुरन्त इलाज न किया जाये, तो मरीज अपनी जान तक से हाथ धो बैठता है। इस स्थिति से निपटने के लिये यह जरूरी है कि हम सांस लेने या श्वासोच्छ्वास की कार्यप्रणाली को जान लें।

यह तो आपको पता ही है कि ऑक्सीजन हमारे शरीर के लिये अत्यन्त आवश्यक है और हम श्वसन क्रिया के दौरान ऑक्सीजन ग्रहण करते हैं, इसलिये यदि हमारे सांस रुक जाये, तो हम अधिक से अधिक सात मिनट तक जीवित रह सकते हैं, वह भी उस दशा में जब हृदय सामान्य रूप से कार्य करता हो। अन्यथा हम तीन मिनट से अधिक समय तक जीवित नहीं रह सकते।

श्वासोच्छ्वास की क्रिया में छाती एवं डायफ्राम (पेट और छाती के मध्य स्थित झिल्ली) को एक साथ कार्य करना पड़ता है। जब छाती फूलती है, तो हमारे फेफड़ों में हवा भर जाती है और जब डायफ्राम सिकुड़ता है, तो फेफड़ों में मौजूद गैरजरूरी कार्बन डाई-ऑक्साइड बाहर निकल जाता है। दरअसल, हमारी छाती में स्थित दोनों फेफड़े एक लचकदार थैली के समान होते हैं, जो हवा से ऑक्सीजन लेकर रक्त के माध्यम से सारे शरीर को उसकी आपूर्ति करते हैं। ये दोनों श्वास-नलिका से जुड़े होते हैं, जो अन्त में मुंह और नाक में खुलती है। यदि किसी वजह से सांस लेने के रास्ते में रुकावट आ जाये, तो ऊपर बतायी गयी क्रिया बन्द हो जाती है।

सांस लेने में रुकावट आने के कुछ आम कारण :

1. **जीभ से सांस का रास्ता रुक जाना**-जब किसी व्यक्ति की गरदन सामने की ओर झुक जाती है, तो जीभ पीछे की ओर गिरकर गले को बन्द-सा कर देती है। ऐसा अधिकतर उन लोगों में होता है जो या तो बेहोशी की अवस्था में हों, या शराब अथवा अन्य मादक पदार्थों के गहरे नशे में।

2. **किसी बाहरी चीज के गले या श्वास-नलिका में अटक जाने की वजह**

से—भोजन के सख्त टुकड़े, बर्फ, खिलौने, नकली दांत या टूटे हुये दांत, वमन से निकले पदार्थ वगैरह अक्सर ऐसी परेशानी खड़ी कर सकते हैं।

3. **चोट लगने पर**—गले और गरदन की चोट या घाव, जहरीली गैस या गरम हवा के सांस में प्रवेश, जहरीले पदार्थ या मुंह में लगी चोट भी श्वसन मार्ग में रुकावट ला सकती हैं।

4. **बीमारियों की स्थिति में**—कई रोग जैसे अस्थमा (दमा), गल घोंटू की बीमारी और श्वास मार्ग का संक्रमण भी सांस लेने में रुकावट का कारण बन सकते हैं।

श्वसन क्रिया का बन्द होना या अनियन्त्रित होना :

हमारी छाती व डायफ्राम को तन्त्रिका प्रणाली (Nervous System) नियन्त्रित करती हैं, जिसकी नसें रीढ़ की हड्डी से होते हुये मस्तिष्क तक जाती हैं। यदि रीढ़ की हड्डी को चोट पहुंचे या मस्तिष्क में विकार पैदा हो जाये, तो नसों में खराबी पैदा होकर सांस लेने की सामान्य प्रक्रिया बन्द हो सकती है। इसके लक्षण निम्नलिखित हैं:

1. सांस के रास्ते में या तो मामूली रुकावट पैदा हो सकती है या श्वसन मार्ग पूरी तरह बन्द हो सकता है।

2. मामूली रुकावट आने पर मरीज के गले से घर्र-घर्र की आवाज निकलती है या सांस लेते वक्त सीटी के बजने जैसी ध्वनि सुनाई देती हैं।

3. मरीज की त्वचा, होठों, जीभ, नाखूनों और कानों का रंग नीला पड़ जाता है और मरीज को सांस लेने में बहुत जोर लगाना पड़ता है।

ऐसी स्थिति में उस व्यक्ति को जोर से खांसने के लिये प्रेरित करें। ऐसा करने से एक तो उसके फेफड़ों में पर्याप्त हवा भर जायेगी दूसरे, खांसी के जोर से वह अटकी वस्तु बाहर निकल आयेगी, जिसके कारण सांस लेने में कठिनाई हो रही है।

जब सांस लेने में पूरी तरह कठिनाई हो...

यदि मरीज होश में हो तो वह बोलने की कोशिश करेगा, मगर बोल नहीं पायेगा। ऐसे में वह गले को अपने हाथों से पकड़कर बताना चाहेगा कि उसकी सांस रुक गई है। मगर यदि मरीज बेहोश हो, तो वह सामान्य श्वसन क्रिया के कोई संकेत नहीं दे पायेगा, न तो उसकी छाती में कोई हरकत दिखाई देगी और ना ही उसके नाक या मुंह के सामने हाथ रखने से हवा निकलती महसूस होगी।

इसका इलाज कैसे करें?

मरीज को जमीन या किसी अन्य कठोर सतह पर लिटा दें और उसके गले में अटके नकली दांत, भोजन के सख्त टुकड़ों, रक्त के थक्कों या अन्य बाहरी चीजों को अपनी उंगली की सहायता से हटाने की कोशिश करें।

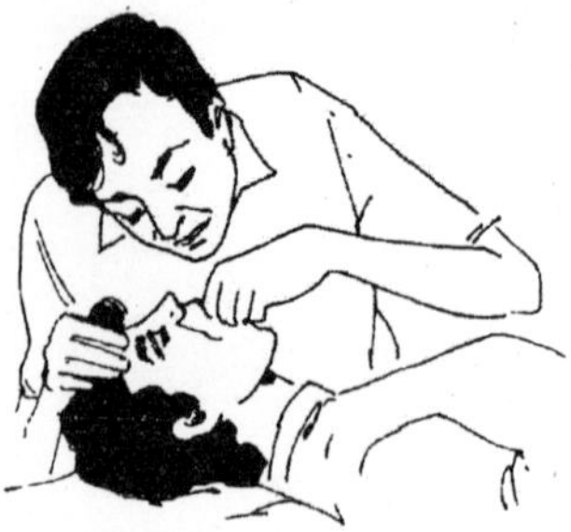

मरीज को जमीन पर लिटा दें व उसकी गरदन को पीछे की ओर करें, उसके बाद उसके माथे को एक हाथ से सहारा देकर दूसरे हाथ से ठुड्डी को पकड़ कर ऊपर उठायें। ऐसा करने से श्वास का रास्ता खुल जाता है। यदि ठुड्डी उठाने में तकलीफ हो रही हो, तो गरदन के नीचे हाथ रख उसे सामने की ओर झुकायें।

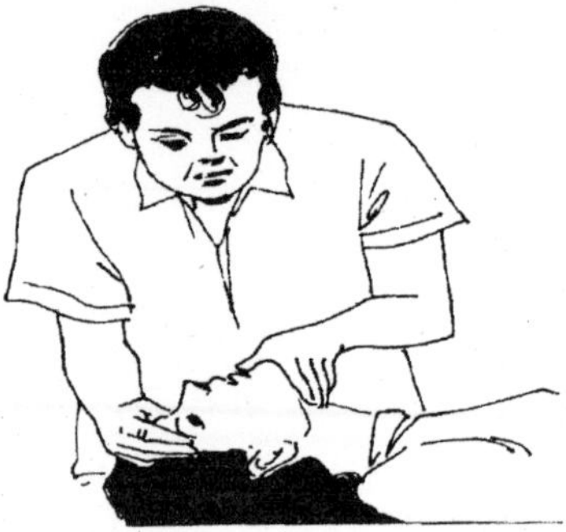

यदि मरीज की सांस की नली में कोई वस्तु अटक गई हो, तो एक हाथ से उसकी छाती को सहारा देकर उसे कमर से सामने झुकायें और उसकी पीठ पर बन्द मुट्ठी से तीन-चार प्रहार करें। ऐसा उसी के साथ किया जा सकता है, जो होश में हों।

यदि मरीज बेहोश हो, तो यही कार्य उसे एक करवट पर लिटाकर भी किया जा सकता है।

छाती को रगड़ने या पेट को ऊपर की ओर दबाने से भी सांस में रुकावट दूर की जा सकती है।

यदि मरीज छोटा बच्चा हो और उसने कोई ऐसी चीज निगल ली हो, जो गले में जाकर उसके सांस के रास्ते में अटक गई हो, तो बच्चे को अपने हाथों में लेकर नीचे की ओर झुकायें और उसकी पीठ पर दो-चार हल्के प्रहार करें।

यदि इतना सब करने के बाद भी मरीज सांस न ले पाये, तो कृत्रिम श्वासोच्छ्वास की जरूरत पड़ती है।

कृत्रिम रूप से सांस देना

निम्नलिखित विधि को कोई भी व्यक्ति अपना सकता है :

(i) मरीज की गरदन को पीछे की ओर झुकायें, अंगूठे और तर्जनी से उसकी नाक बन्द कर दें।

(ii) अपना मुंह पूरी तरह खोलकर लम्बी सांस लें।

(iii) अपना मुंह मरीज के खुले मुंह के ऊपर रखें और अपने होठों से उसका मुंह अच्छी तरह बन्द कर दें।

(iv) अपने फेफड़ों से सांस मरीज के मुंह में तब तक छोड़ें, जब तक कि आपके फेफड़े पूरी तरह खाली न हो जायें।

(v) अपना मुंह मरीज के मुंह से हटा लें और उसे अपने आप सांस लेने दें। इस दौरान आप पुनः लम्बी सांस लेकर इस क्रम को दोहराने के लिये तैयार हो जायें।

(vi) पुनः श्वास दें और ऐसा जल्दी-जल्दी करें, ताकि मरीज के फेफड़े किसी भी समय पूरी तरह खाली न रहें।

(vii) मरीज की नब्ज टटोलें। यदि नब्ज ठीक चल रही हो, मगर मरीज सांस न ले पा रहा हो, तो यही क्रिया एक मिनट में करीब पन्द्रह बार तक दुहरायें। ऐसा तब तक करते रहें, जब तक कि मरीज की सांस अपने आप नहीं चलने लगती, आप स्वयं थक नहीं जाते या कोई डॉक्टरी मदद नहीं मिल जाती।

चेतना लुप्त हो जाती है तो उसे मूर्छा की स्थिति कहते हैं। मूर्छित व्यक्ति का ज्ञान शून्य हो जाता है। उसके सोचने और सुनने की शक्ति नष्ट हो जाती है, दूसरे शब्दों में मूर्छा की स्थिति में मस्तिष्क (चेतन) कार्य करना बन्द-सा कर देता है।

मूर्छा के कारण—प्रायः यह निश्चयपूर्वक नहीं कहा जा सकता है कि मूर्छा का कोई एक निश्चित कारण है। साधारणतया भोजन की कमी, शुद्ध वायु का अभाव, यकायक बुरी खबर का मिलना, हृदय को धक्का पहुंचना, मस्तिष्क पर अचानक चोट, अधिक थकान, हिस्टीरिया, मिर्गी आदि रोगों के कारण—मूर्छा आ जाती है।

रक्त में शर्करा की मात्रा कम होने पर भी मूर्छा आ सकती है।

उपर्युक्त कारणों से मनुष्य के वात-संस्थान में बाधा पहुंचती है जिसके परिणाम स्वरूप व्यक्ति को मूर्छा आने लगती है।

चिन्ह और लक्षण :

(i) सामान्य रूप से मूर्छा होने से पहले व्यक्ति को बेचैनी और घबराहट का

अनुभव होता है और उसका चेहरा पीला पड़ जाता है।

(ii) मूर्छित होने वाले व्यक्ति को अपने चारों ओर धुंधला दिखाई पड़ता है।

(iii) माथे पर पसीना आ जाता है। हाथ-पैर ठण्डे पड़ जाते हैं और श्वसन क्रिया बहुत धीमी पड़ जाती है।

(iv) मूर्छित होने वाले व्यक्ति को चक्कर आने लगता है। उसकी नाड़ी की गति अशक्त और धीमी हो जाती है तथा वह यकायक मूर्छित होकर फर्श पर गिर पड़ता है।

(v) मूर्छित होने पर व्यक्ति चेतना शून्य हो जाता है, वह किसी को पहचान नहीं पाता।

प्राथमिक चिकित्सा-(a) मस्तिष्क में रक्त का प्रवाह पर्याप्त मात्रा में कराना ही इसका सामान्य उपचार है। इसके लिए रोगी को जमीन पर इस प्रकार लिटा देना चाहिए कि उसके पैर ऊपर की ओर हों तथा सिर नीचे की ओर जिससे रक्त परिसंचरण मस्तिष्क की ओर तेजी से हो सके।

(b) रोगी के वस्त्र ढीले कर देने चाहिए और हाथ-पैरों में गर्मी पहुंचानी चाहिए।

(c) ताजी और शुद्ध वायु पर्याप्त मात्रा में देनी चाहिए, इसलिए कमरे की सभी खिड़की तथा दरवाजे खोल देने चाहिए।

(d) नौसादर और चूना मिलाकर (स्लेलिंग साल्ट) सुंघाना चाहिए।

(e) यदि चोट लगने के कारण कहीं से रक्त बह रहा हो तो पहले उसे बन्द करने का प्रयास करना चाहिए।

(f) मूर्छित व्यक्ति को कोई उत्तेजक द्रव्य पदार्थ पीने को नहीं देना चाहिए। चेतना आने पर ही गर्म दूध या चाय देनी चाहिए।

(g) चेतना में आने पर मूर्छित व्यक्ति को उत्तेजक पदार्थ उस दशा में देना चाहिए जबकि मूर्छा रक्त स्राव के कारण न आयी हो।

(h) यदि आहत की सांस रुकती दिखाई दे तो कृत्रिम विधि से सांस दिलाने का प्रयास करना चाहिए।

(i) यदि आहत का शरीर ठण्डा प्रतीत हो तो उसे गर्म कपड़े या कम्बल में लपेट देना चाहिए।

(j) मूर्छा समाप्त होने के बाद आहत से थोड़ा काम कराना चाहिए जिससे रक्त संचार भली प्रकार हो सके।

□ □ □

दिल की धड़कन बन्द होना

दिल की धड़कन बन्द होना

हमारा हृदय यानी दिल एक पम्प की भांति कार्य करता है, इसका काम है शरीर के सारे अंगों तक खून को पहुंचाना। हमारे हृदय के भीतर दो हिस्से होते हैं, इनमें से दाहिने हिस्से में सारे शरीर का खून लौटकर जमा होता है, जहां से वह फेफड़ों में जाता है। वहां से शुद्ध होकर वह बायें हिस्से में आता है और वहीं से सारे शरीर को शुद्ध खून की पूर्ति होती हैं। एक वयस्क व्यक्ति का हृदय उसकी दो मुट्ठियों के बराबर आकार का होता है और दो फेफड़ों के बीच सीने के बायीं तरफ स्थित होता है। उसे पसलियों द्वारा अलग सुरक्षा मिलती है। आम तौर पर एक वयस्क व्यक्ति के शरीर में करीब पांच लीटर खून मौजूद होता है, जो लगातार शरीर के विभिन्न भागों से हृदय और फेफड़ों में सर्कुलेट होता रहता है।

हृदय गति कब रुक जाती है?

सांस रुक जाने, बिजली का शॉक लगने, दिल का दौरा पड़ने, शरीर पर गहरी चोट लग जाने और दिमाग की कोई नस फट जाने से दिल की धड़कन रुक जाती हैं।

लक्षण : दिल की धड़कन बन्द होने के बाद कुछ ही पलों में व्यक्ति अपने होश खो बैठता है। उसकी त्वचा की रंगत बदलकर सफेद हो जाती है। होठों के इर्द-गिर्द नीले निशान पड़ जाते हैं और नब्ज की गति कम होत-होते पूरी तरह थमते जाती है।

यदि हृदय का धड़कना रुक जाता है तो कुछ मिनटों में मरीज की सांस भी टूटने लगती है और यदि तीन मिनट के भीतर हृदय की धड़कन पुनः शुरू न हुई तो दिमागी तौर पर स्थाई नुकसान हो सकता है, लिहाजा इस अवस्था में जल्दी से जल्दी इलाज करवाना बेहद जरूरी है। इसके लिए हृदय की बाहर से मालिश करने से मरीज की जीवन रक्षा हो सकती है। यह एक कृत्रिम पद्धति है, जिसके शरीर के महत्वपूर्ण भागों, विशेषकर दिमाग को खून की पूर्ति बनाये रखने में मदद मिलती है।

हमारा हृदय सामने से पसलियों के मध्य की हड्डी एवं पीछे से रीढ़ की हड्डी (स्पाइनल बोन) के बीच स्थित होता है। यदि इन दोनों को एक साथ दबाया जाये तो हृदय भी दबता है और उसके भीतर मौजूद खून "सर्कुलेट' होने लगता है। जब यह

दबाव हट जाता है तो हृदय फिर अपनी पहले वाली स्थिति में आ जाता है और खून को अपनी ओर खींच लेता है। यदि यही क्रिया कुछ-कुछ देर में दोहरायी जाये तो यह खून के संचार को बरकरार रखती है।

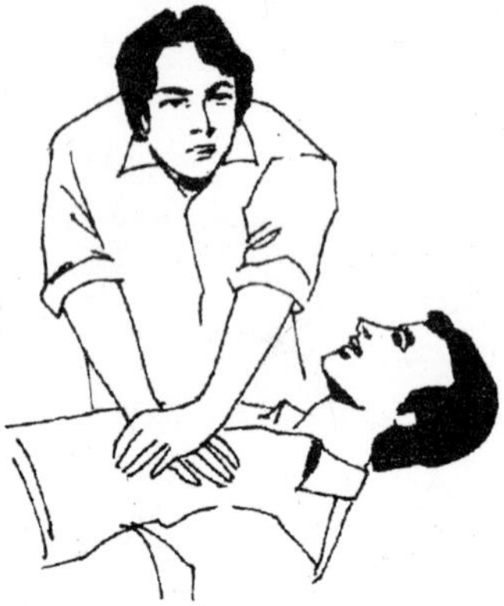

जब हृदय का धड़कना बन्द हो जाता है, तो दिमाग को खून एवं ऑक्सीजन की पूर्ति रुक जाती है। ऐसे में यदि दिमाग का वह हिस्सा जो मरीज की सांसों के चलने पर नियन्त्रण रखता है, क्षतिग्रस्त हो जाता है, तो मरीज सांस नहीं ले पाता है। यदि ये दोनों हालात एक साथ पैदा हो जाये, तो हृदय की मालिश के साथ-साथ मरीज को कृत्रिम सांस देना भी जरूरी हो जाता है।

तो ऐसी स्थिति में क्या करें?

मरीज को तुरन्त किसी सख्त सतह पर पीठ के बल लिटा दें। सबसे पहले उसके सीने के बायीं ओर 'निपल' के ऊपर बन्द मुट्ठी के निचले भाग से प्रहार करें। इससे हृदय का चलना शुरू हो जाता है। यदि न हो तो मरीज के करीब घुटनों के बल बैठ जायें और अपनी हथेली को छाती के बायीं ओर रखकर दूसरी हथेली से छाती दबायें और छोड़ दें। इसके लिये समुचित मात्रा में जोर लगाना जरूरी है, ताकि पसलियां चार से पांच सेमी. तक दबकर हृदय को दबा सके। यह क्रिया एक मिनट में चालीस बार से साठ बार तक की जानी चाहिये।

कुछ सवाल और उनके जवाब

प्रश्न 1. हमें कैसे ज्ञात होगा कि हृदय ने धड़कना शुरू कर दिया है?

उत्तर- चेहरे की रंगत लौटने लगती है, नाखूनों और होठों का रंग गुलाबी हो जाता है, आंखों के बीच स्थित काला बिन्दु (प्युपिल) जो आकार में बड़ा हो गया था, फिर

से अपनी स्वाभाविक स्थिति में आ जाता है और नब्ज पुनः तेजी से चलने लगती है।

प्रश्न 2. हृदय की मालिश कब तक शुरू रखनी चाहिये?

उत्तर 2. तब तक जब तक हृदय पहले की तरह अपने आप धड़कने न लगें या कोई डाक्टरी मदद हासिल न हो जाये, क्योंकि मरीज को तब तक मृत नहीं माना जाता है जब तक कि आप मालिश करना न रोक दें।

प्रश्न 3. क्या नवजात शिशुओं और बच्चों में भी यही पद्धति अपनानी चाहिये?

उत्तर- बच्चों का हृदय बहुत ही छोटा होता है और उनकी पसलियां भी नाजुक होती हैं इसलिये उन्हें कम दबाने की जरूरत होती है, मगर उनके हृदय को एक मिनट में सौ बार से ज्यादा दबाना पड़ता है। यह केवल एक अंगूठे के दबाव से ही सम्भव हो जाता है, मगर एक बात का ध्यान रखना चाहिए कि बच्चे का हृदय छाती में काफी ऊँचा स्थित होता है लिहाजा दबाव छाती के ऊपरी भाग में देना चाहिये न कि वयस्कों की तरह निचले भाग में।

□ □ □

जहर या जहरीली चीज खा लेना!

जहर या जहरीली चीज उसे कहा जाता है, जिससे शरीर को इतना नुकसान पहुंचे कि जान जाने की नौबत आ जाये।

आमतौर पर जो जहरीली चीजें इस्तेमाल में लायी जाती हैं या जिनसे शरीर को नुकसान पहुंच सकता है, वे निम्नलिखित हैं:

1. विभिन्न प्रकार के एसिड या अम्ल, जैसे सल्फ्युरिक एसिड या तेजाब, लैट्रिन एसिड वगैरह।

2. फसलों पर छिड़की जाने वाली कीटनाशक दवायें।

3. नींद लाने के लिए दी जाने वाली दवाइयां।

4. घर में मच्छरों, मक्खियों और तिलचट्टों के मारने के लिए प्रयुक्त होने वाली दवाइयां, जैसे "टिक-20', बेगॉन', तिलचट्टा-चूहा मार पाउडर आदि।

5. विभिन्न प्रकार की जहरीली गैसें, जैसे- कार्बन मोनोक्साइड, सल्फर डाई-ऑक्साइड आदि।

6. सल्फाज़ खाने के मामले में सर्वाधिक होते हैं।

जहरीली चीजों का शरीर में प्रवेश

जहरीली चीजों का शरीर में प्रवेश तीन कारणों से हो सकता है।

प्रमुख रूप से आत्महत्या के उद्देश्य से जहर खा लेना।

किसी की हत्या करने के उद्देश्य से उसे जहर दिया जाना।

असावधानीवश जहर खा लेना। जैसे-बच्चे उत्सुकतावश या किसी अन्य खाद्य पदार्थ के धोखे में जहर खा लेते हैं। इसके अलावा किसी दुर्घटना की वजह से भी किसी पर तरल या गैस के रूप में जहर का असर हो सकता है।

जहर का शरीर पर प्रभाव

जहर शरीर पर अनेक तरीकों से असर दिखा सकता है। अम्ल और कीटनाशक दवायें मुंह और अन्न-नलिका में फफोले या छेद उत्पन्न कर सकती हैं।

जहरीली गैस फेफड़ों को नुकसान पहुंचाकर रक्त में ऑक्सीजन की मात्रा कम कर देती है और अन्य जहरीले पदार्थों को दिमाग तक फैला देती है। सभी जहर शरीर के

नाड़ी तन्त्र (नर्वस सिस्टम) पर तेज असर करते हैं। वे या तो उसे बहुत ज्यादा उत्तेजित करते हैं या उसकी सामान्य कार्यप्रणाली को ठप्प कर देते हैं।

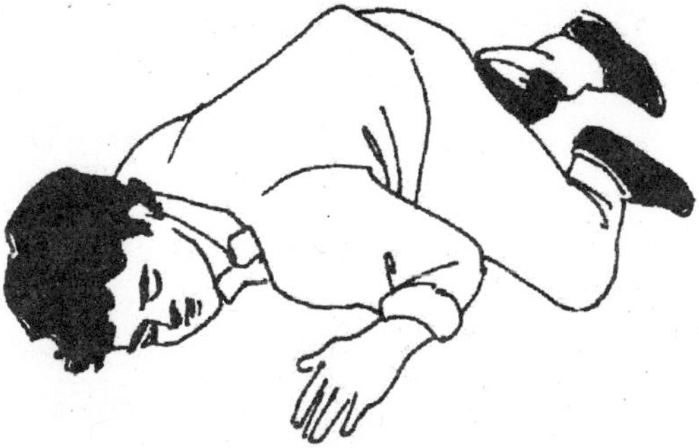

शरीर पर जहर के प्रभाव के बाद मरीज की जो 4 स्थितियाँ हो सकती हैं, वे इस प्रकार हैं:

1. मरीज पूरी तरह होशो-हवास में बोल सकता है और प्रश्नों के जवाब दे सकता है।

2. मरीज होश में होता है, मगर उनींदा उसकी जीभ में लड़खड़ाहट होती है और सवालों के जवाब में अनिश्चितता।

3. मरीज एक तरह से आधे होश में होता है। केवल गहरा दर्द पहुंचाने पर ही उसके शरीर में हरकत होती है।

4. इस अवस्था में मरीज को किसी भी तरह जगाया नहीं जा सकता।

फौरन इलाज कैसे करें?

यदि मरीज पूरी तरह होश मे हो, आराम से सांस ले सकता हो और उसकी नाड़ी ठीक चल रही हो, तो यह तय करें कि क्या वाकई उसने अम्ल या कीटनाशक दवा पी है। यह उसके मुँह के भीतर या बाहर हुये जख्मों या फफोलों से जाना जा सकता है। यदि ऐसा हो तो अम्ल या दवा का जहरीलापन पानी दूध से कम किया जा सकता है। यदि उपलब्ध हों तो एन्टासिड दवाओं जैसे जेलुसिल या डाइजेन के घोल को पानी के साथ दिया जा सकता है।

जलन से उत्पन्न दर्द को कम करने के लिए मरीज को आईसक्रीम या जैतून का तेल भी पीने के लिए दे सकते हैं। लेकिन ऐसे में मरीज को उल्टी करने के लिये कभी प्रेरित न करें, क्योंकि इससे पेट में जमा हुआ जहर अन्न-नलिका की भीतरी दीवार को जलाकर नुकसान पहुँचा सकता है।

यदि यह बात तय हो जाती है कि मरीज ने ऐसा कोई जहर नहीं खाया-पिया है जो मुंह और जहर को जला दे, तो फिर उसे उल्टी करवाकर अधिक से अधिक मात्रा मे जहर को शरीर से बाहर निकालने की कोशिश करें। ऐसा करने के लिये या तो उसके गले के भीतर तक दो उंगली डालकर उसे उल्टी करवायें या उसे नमक और पानी का मिश्रण पीने को दें या सरसों और पानी को मिलाकर पिलायें।

जहर चाहे किसी भी प्रकार का हो, उसकी सक्रियता और असर को कम करने के लिए चारकोल बहुत उपयोगी है। यह जहर को शरीर में सोखने वाली क्रिया को रोकता है। बाजार में यह दवा की दुकान पर उपलब्ध होता है और इसे मरीज को पानी के साथ दिया जा सकता है।

यदि मरीज के कपड़ों पर जहर फैल गया हो तो वे कपड़े निकाल दें। इसी तरह यदि उसके शरीर पर भी जहर फैला हो तो उसे भी साबुन से धो दें।

यदि मरीज बेहाश हो मगर उसका दिल ठीक तरह से धड़क रहा हो, तो उसे एक करवट लिटा दें और सिर को इस तरह रखें कि वह पैरों की सतह से नीचे रहे, ताकि दिमाग में खून की संचार ठीक तरह होता रहे और मुंह के भीतर जो भी स्राव व लार जमा हो वह बाहर आ जाये। ऐसे में जीभ के श्वांस-नलिका के ऊपर गिरकर सांस में रुकावट का भी भय नहीं रहता।

जब चिकित्सा सेवा उपलब्ध नहीं हो जाती, थोड़ी-थोड़ी देर में मरीज की नब्ज और उसकी श्वसन क्रिया पर ध्यान देते रहे। ऐसे में उसे खाने-पीने को कुछ न दें। उसी बीच इस बात का पता लगाने की कोशिश करें कि मरीज ने कौन-सा जहर, कितनी मात्रा में और किस समय खाया है।

यदि मरीज बेहाश हो तो उसे उल्टी करवाने की कोशिश न करें। ऐसे में जहर का फेफड़ों में प्रवेश हो सकता है।

यदि कोई व्यक्ति जहरीली गैस की चपेट में आ जाता है (जैसे कि मोटर के धुयें से या किसी बन्द कमरे में जलती हुई सिगड़ी के धुयें से) तो मरीज की त्वचा का रंग गहरा लाल हो जाता है और उसे सांस लेने में तकलीफ होती है। इस अवस्था में मरीज को तुरन्त खुली और ताजा हवादार जगह पर ले जायें। यदि उसे सांस लेने में तकलीफ हो रही हो, तो उसके मुंह से मुंह लगाकर उसे कृत्रिम सांस दें।

कई बार जहरीली मधु-मक्खियों के काट लेने के बाद भी दर्द, जलन उत्पन्न हो सकती है। ऐसे में काटे हुए स्थान को खाने के सोडे का घोल बनाकर धो लेने से जहर उतर जाता है या कम हो जाता है। यदि वहां पर सूजन भी हो तो बर्फ से सेंकने से राहत मिलती है। उस स्थान पर तेल या क्रीम लगाई जा सकती है।

ध्यान देने योग्य बातें

हमारे घरों में कई ऐसे पदार्थ होते है, जो जहर साबित हो सकते हैं। जैसे दर्दनाशक एस्प्रीन की गोलियां, रक्तवर्धक, "आयरन' कैप्सूल या नींद की दवायें। इनके

रंगों या आवरणों पर मोहित होकर कई बाद बच्चे इन्हें खा लेते हैं। इसी तरह कई सौन्दर्य-प्रसाधन, घर की साफ-सफाई करने के लिए उपयोग में आने वाले लोशन, फिनाईल और अन्य क्लिनिंग पाउडर भी जहरीले हो सकते हैं। मगर इन पर ऐसा कुछ संकेत नहीं लिखा होता है कि इनका शरीर पर बुरा असर पड़ता सकता है। इसलिए ऐसी वस्तुओं को बच्चों की पहुंच से दूर रखना जरूरी है।

जहर, चाहे वह कम मात्रा में ही क्यों न हो, शरीर को नुकसान पहुंचा सकता है। कुछ जहर तो शरीर में फौरन दुष्प्रभाव पैदा करते हैं, जिन्हें दूर किया जा सकता हैं, मगर कई बार जहर व्यक्ति के शरीर में ऐसा प्रभाव पैदा कर सकते हैं, जो आगे चलकर न केवल उसे विकलांग बना देते हैं, बल्कि उसकी जान के लिये खतरा भी बन सकते हैं, इसलिए जहर खाने-पीने के मामले में तुरन्त इलाज करना बहुत जरूरी है।

सांप का काटना-कीड़े-मकोड़ों का काटना

भारत में अनेक प्रकार के सांप पाये जाते हैं, जिनमें विषैले और विषहीन भी होते हैं। विषैले सर्प के काटने से प्रायः मृत्यु भी हो जाती है, परन्तु यदि इसकी सावधानीपूर्वक चिकित्सा कर ली जाएं तो मनुष्य के बचने की बहुत अंशों में सम्भावना रहती है। कहा जाता है कि सर्प का काटा व्यक्ति मरता नहीं अपितु बेहोशी की गहरी दशा में उसकी सभी इन्द्रियां शिथिल हो जाती है और उसे मरा हुआ समझ लिया जाता है। वास्तव में मरता वही व्यक्ति है जिसका सिर चटक जाता है अथवा नाक-कान से रक्त बहने लगता है।

सर्प दंश के लक्षण-प्रायः सर्प काटने के बाद अंधेरे में विलीन हो जाता है। ऐसी दशा में यह पता नहीं लगता कि किस जन्तु ने काटा है। सर्प के काटने की स्थिति में निम्नलिखित लक्षण दृष्टिगोचर होते हैं-

(i) सर्प दंश के स्थान पर बहुत पीड़ा होती है और सूजन आ जाती है।

(ii) काटे हुए स्थान के आस-पास की त्वचा बैंगनी रंग की हो जाती है तथा सर्प विष दंश के छोटे-छोटे छिद्र दिखाई देते हैं।

(iii) तबियत घबराती है तथा बेहोशी व निद्रा आने लगती है।

(iv) कभी-कभी आहत का शरीर सुन्न पड़ जाता है। सुन्नपन शीघ्रता से मस्तिष्क की ओर बढ़ता जाता है।

(v) मुंह से बूंद-बूंद करके लार टपकने लगती है।

(vi) आंखों की पुतलियां सिकुड़ने लगती हैं।

(vii) सांस का आना-जाना बन्द हो जाता है और हाथ-पैरों में ऐंठन होने लगती है।

(viii) नीम की पत्तियां खिलाने पर उसे मीठी लगने लगती हैं।

प्राथमिक चिकित्सा- **(a)** सर्प के काटने पर तुरन्त डॉक्टर को बुलाना चाहिए।

डॉक्टर के आने तथा जहर को शरीर में फैलने से रोकने का पूरा-पूरा प्रयत्न करना चाहिए। इसके लिए काटे हुए स्थान से हृदय की ओर बंधन बांधने चाहिए, जिससे रक्त का संचरण रुक जाए और विष शीघ्रता से सारे शरीर में न फैले।

(b) बन्धन बांध चुकने के बाद सर्प दंश वाले स्थान को तेज धार वाले चाकू से काटकर थोड़ा-सा रक्त बाहर निकाल देना चाहिए। फिर उस घाव को पौटैशियम परमैंगनेट से धोकर उसमें इसे भर देना चाहिए।

(c) आहत को हिम्मत बंधाए रखनी चाहिए क्योंकि डर के कारण उसकी दशा बिगड़ने का अंदेशा रहता है।

(d) आहत को सोने नहीं देना चाहिए, इसके लिए उसके मुंह पर ठण्डे पानी के छींटे लगाते रहना चाहिए।

(e) आहत को गर्म रखना चाहिए। इसके लिए उसे गर्म चाय कॉफी देते रहना चाहिए। आहत को पूर्ण आराम से रखना चाहिए।

(f) यदि सांस का आना बन्द होने लगे तो कृत्रिम रीति से ऑक्सीजन पहुंचानी चाहिए।

(g) डॉक्टर के आने पर उसके निर्देशानुसार उपचार करना चाहिए।

बिच्छू का डंक मारना

बिच्छू एक विषैला जन्तु है। वास्तव में बिच्छू नहीं काटता बल्कि इसकी पूंछ के सिरे पर डंक रहता है। पूंछ के इसी स्थान की थैली में विष रहता है।

जब किसी व्यक्ति के शरीर में वह अपने डंक को मारता है तो विष भी छोड़ देता है। यद्यपि बिच्छू के डंक से पीड़ा बहुत अधिक होती है तथापि केवल असामान्य स्थितियों को छोड़कर यह मृत्युदायी नहीं है।

सामान्यतः लक्षणों के रूप में बिच्छू के डंक मारने से व्यक्ति का जी मिचलाता है, उसे उल्टी हो जाती है, भयंकर पीड़ा होती है तथा शरीर के अन्दर एक प्रकार की झनझनाहट होती है।

विष के अधिक फैलने से रक्त परिसंचरण धीमा किन्तु श्वास की गति धीमी हो जाती है। ध्यान रखिए कि डंक के स्थान के चारों ओर अत्यधिक जलन होना, बिच्छू के द्वारा डंक मारने का विशिष्ट लक्षण है।

बिच्छू के डंक मारने का निम्नलिखित उपचार करना चाहिए-सर्पदंश की तरह किसी कपड़े से डंक के स्थान पर बर्फ रखने से पीड़ा कम हो जाती है तथा डॉक्टर की सलाह से दवाओं, इन्जेक्शन का प्रयोग करना चाहिए।

पागल जानवर के काटने के बाद क्या करें?

किसी पागल जानवर के काटने के बाद व्यक्ति का प्राथमिक उपचार अत्यन्त

महत्वपूर्ण होता है। काटने वाली जगह को साबुन से अच्छी तरह कई बार धोयें। इससे घाव पर लगी जानवर की लार धुल जाएंगी, जिससे रोग के शिकार होने की सम्भावना काफी कम हो जाती है। घाव को सुखाकर उस पर कोई एण्टिसेप्टिक क्रीम या घोल आदि को लगाना भी लाभप्रद होता है। कई लोग काटने की जगह पर चूना या लाल मिर्च भर देते हैं, जो कि बिल्कुल गलत बात है। कटी हुई जगह के घावों पर सामान्यतः टांके नहीं लगाये जाने चाहिए। यदि घाव बड़े हैं, तो उनमे एण्टीरेबीज सीरम भर कर टांके लगाये जाते हैं। इसके साथ ही इसके शिकार जानवर के काटने के एक दो दिन के अन्दर ही रोकथाम के लिए टीके शुरू कर देने चाहिए।

रेबीज की रोकथाम ऐसे करें?

(1) पालतू व लावारिस कुत्तों तथा अन्य जानवरों को प्रतिवर्ष ऐण्टीरेबीज वैक्सीन अवश्य लगवायें।

(2) किसी व्यक्ति को काट चुके कुत्तों या अन्य जानवर को 10-15 दिन तक घर से अलग किसी जगह पर बांध कर रखें। यदि वह रेबीज से ग्रस्त है, तो दस दिन के अन्दर अवश्य मरेगा। यदि इससे पूर्व ही वह मार दिया जाता है, तो उसके मस्तिष्क की जांच करायें।

(3) यदि आपने पागल जानवर को छुआ है या उसकी देखभाल ही की है, तो भी खुद को रोग प्रतिरोधक टीका अवश्य लगवायें।

(4) मानव चिकित्सकों, पशु चिकित्सकों, जंगल व चिड़िया घरों में काम करने वालों, कसाइयों व चमड़े उतारने का काम करने वाले लोगों को बचाव के लिए पहले से ही टीके लगवा लेने चाहिए।

(5) गली-सड़कों के लावारिस कुत्तों को दर्दहीन तरीकों से मार दिया जाना चाहिये। यदि ऐसा करना सम्भव न हो तो नसबन्दी द्वारा इनका प्रजनन रोक दिया जाना चाहिये।

पागल कुत्ते की पहचान कैसे करें?

रेबीज ग्रस्त कुत्ते के व्यवहार में बदलाव आ जाता है। बेचैनी, लोगों से छिपना, खाना पीना छोड़ देना, उत्तेजना, अचानक बिना बात किसी को काट लेना तथा कई किलोमीटर तक सीधे चलते जाना आदि रेबीजग्रस्त कुत्ते के लक्षण हैं। पागल कुत्ते के जबड़े की मांसपेशियों को लकवा हो जाता है, जिससे उसका मुँह खुला रहता है, अत्यधिक लार बहती है, जीभ बाहर निकल आती है तथा भौंकने की आवाज भी बदल जाती है। पागल कुत्ता तेज चल रहे व्यक्तियों, पशुओं व अन्य चीजों पर झपटता है। कुछ दिन बाद उग्र पागलपन की अवस्था में उसके शरीर के लगभग सभी भागों में लकवा हो जाता है, जिससे वह खा-पी नहीं सकता है। पैरों की कमजोरी से वह लड़खड़ाने

लगता है और अन्ततः रोग के लक्षण दिखाई देने के दस दिन के अन्दर मर जाता है।

लक्षण

(**1**) मरीज के बदन पर डंक लगे निशान दिखाई देते हैं।

(**2**) हाथों या पैरों में छेद नजर आ सकते हैं।

(**3**) डंक लगे स्थान पर जलन, दर्द या खुजली महसूस हो सकती है।

(**4**) यदि हाथ या पैर पर जन्तु ने काटा या डंक मारा है, तो पहले उस स्थान पर तीव्र जलन पैदा होगी फिर दर्द बढ़कर सारे हाथ या पैर में फैल जायेगा।

(**5**) काटे या डंक वाले स्थान पर सूजन या फफोला दिखायी देगी।

(**6**) मरीज कमजारी महसूस करेगा या उसे चक्कर आता महसूस होगा।

(**7**) नब्ज तेज या धीमी हो जायेगी और सांस लेने में दिक्कत महसूस होगा।

(**8**) मतली या उल्टी भी हो सकती है।

(**9**) छाती में जकड़न, मांसपेशियों में खिंचाव या जोड़ों में दर्द जैसे लक्षण भी उत्पन्न हो सकते हैं।

(**10**) अत्यधिक पसीना आना या लार बनने जैसे लक्षण भी महसूस किये जाते हैं।

(**11**) कुछ व्यक्तियों को जहर की वजह से उग्र एलर्जी हो बेहोशी आ सकती है।

ऐसे हालात मे क्या करें?

मरीज को जमीन या बिस्तर पर लिटा दें और उसका सिर शरीर के स्तर से नीचे रखें। उसकी त्वचा पर मौजूद डंक के टुकड़ों या फफोंलों का ब्लेड या किसी पतली मगर सख्त चीज से खुरच दें। डंक को हाथ से, चिमटी से खींच कभी न निकालें। ब्लेड से खुरचने पर डंक खुद-व-खुद बाहर निकल आयेगा।

काटे हुये स्थान पर बर्फ पोटली रखें या बर्फ का टुकड़ा घिस दें। यदि व्यक्ति डंक के जहर के प्रति सम्वेदनशील है, तो आपात्कालीन चिकित्सा सुविधायें उपलब्ध कराने के साथ-साथ उसे किसी विशेषज्ञ डॉक्टर के पास जल्दी से जल्दी ले जायें। यदि मरीज इस बात को जानता है कि वह डंक के जहर के प्रति सम्वेदनशील है, तो उसे स्वयं इंजेक्शन लगाने कि लिए अपने पास किट रखनी चाहिए। उल्लेखनीय है कि ऐसे मरीजों के इलाज की शुरुआत एड्रेनलीन (**Adrenaline**) का इंजेक्शन देकर की जाती है।

यदि मरीज की हालत गम्भीर है, तो डॉक्टरी सहायता मिलने तक उसे कृत्रिम सांस देते रहें और साथ ही उसके सीने की मालिश भी करते रहें। अगर मुंह,नाक, या गले में डंक लगा हो, तो तत्काल डांक्टरी सहायता हासिल करने का प्रयास करें। दरअसल, मुंह व गले में डंक लगने पर, इनमें आयी सूजन की वजह से मरीज को सांस लेने में दिक्कत महसूस होने लगती है। जो जानलेवा भी साबित हो सकती हैं।

कीड़े-मकोड़ों का काट लेना

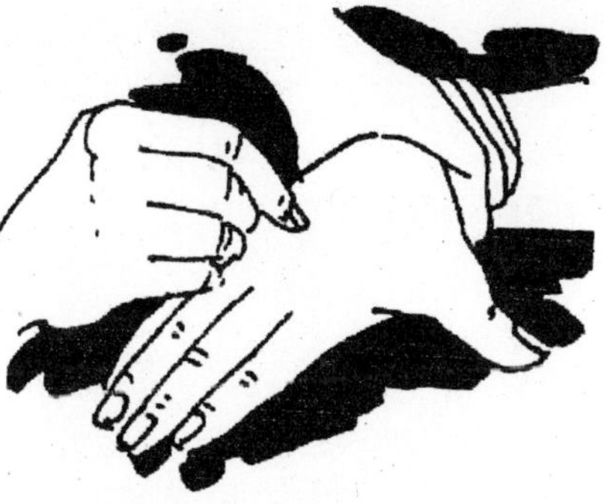

(1)

सुई, ब्लेड या फिर हाथ के नाखूनों की सहायता से डंक को निकाल लीजिए। डंक निकालने के लिये चिमटी का इस्तेमाल न करें। चिमटी के दबाव से डंक में मौजूद बाकी जहर के भी शरीर में प्रवेश कर जाने का, खतरा रहता है।

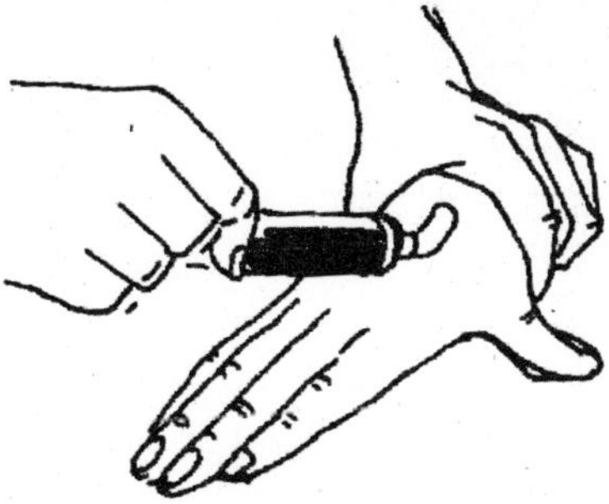

(2)

घाव को किसी मेडिकेटेड साबुन या डेटॉल और पानी से धोईये। सूजन न होने पाये, इसके लिये डंक वाले स्थान पर बर्फ रख दें। अगर हाइड्राकॉर्टिसॉन क्रीम उपलब्ध हो तो डंक वाले स्थान पर उसे लगाये। इससे सूजन कम हो जाता हैं।

कीड़ा न छोड़े

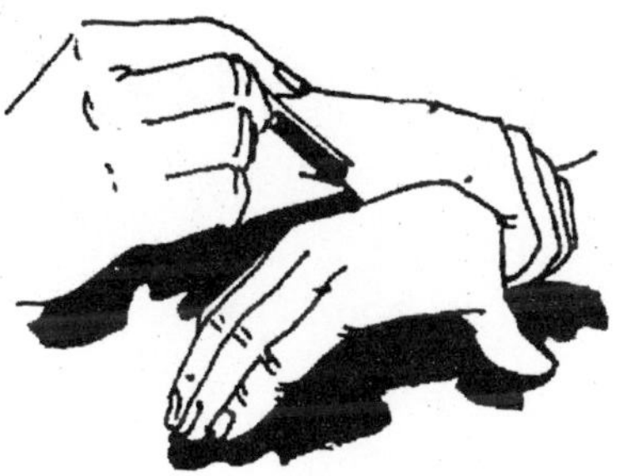

(1)

अगर कीड़ा आपकी त्वचा से चिपका हो तो उसे वहां से हटाने के लिये एक जलती हुई सिगरेट या माचिस की तीली उसके करीब लाये। सिगरेट या तीली की आंच के चलते वह आपकी त्वचा को छोड़ देगी। किन्तु त्वचा न जले यह ध्यान रखें।

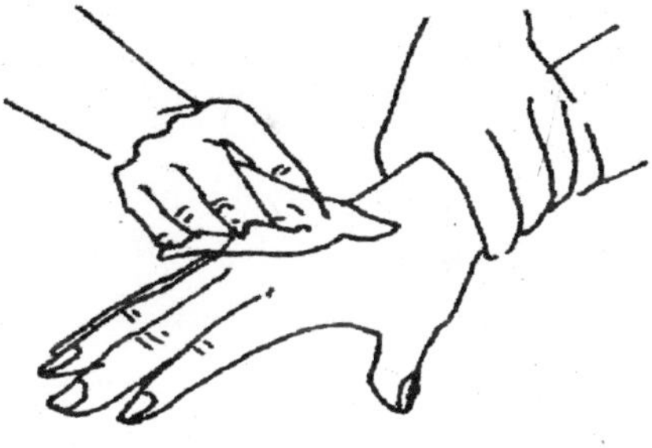

(2)

कीड़ा जिस स्थान पर चिपका था, उसे भली-भांति डेटॉल या साबुन और पानी से धोकर सुखा लें।

डायरिया (अतिसार)

डायरिया विभिन्न कारणों से हो सकता है। इसकी कुछ प्रमुख वजहें हैं खाने में विषाक्तता, भोजन के प्रति एलर्जी, दवाओं का साइड-इफैक्ट, दस्त लाने वाली दवाइयों का अत्यधिक सेवन वगैरह-वगैरह। कुछ गिने-चुने मामलों में डायरिया होने की वजह शरीर में मलेरिया के विषाणु की भी मौजूदगी हो सकती है। रोगग्रस्त होने पर शरीर के लवण तथा जल का लगातार तेजी से निर्जलीकरण होने लगता है, जिससे मस्तिष्क प्रभावित हो सकता है, रोगी लकवा ग्रस्त हो सकता है या फिर मर भी सकता है।

डायरिया के शुरुआती लक्षणों के प्रकट होने के समय पर निर्भर करता है कि डायरिया उग्र या पुराना है या फिर साधारण किस्म का। पुराने डायरिया का मरीज तो डॉक्टर के पास थोड़ी देरी से जाकर भी इलाज करवा सकता है, मगर उग्र (Acute) डायरिया के मरीज को तुरन्त चिकित्सीय सहायता या प्रथमोपचार की जरूरत होती है।

डायरिया अचानक शुरू हो सकता है, या फिर शरीर में विषाणुओं के हमले के 12 घण्टों से तीन दिनों के बाद भी रोग के लक्षण प्रकट हो सकते हैं।

संकेत एवं लक्षण

यह कोई जरूरी नहीं है कि सिर्फ पतला शौच ही डायरिया की निशानी होता है। अर्ध-कठोर या मुलायम मल-त्याग करने वाला व्यक्ति भी डायरिया का शिकार हो सकता है। डायरिया के कुछ जरूरी लक्षण निम्नलिखित हैं।

1. बार-बार शौच जाना। मल पतला, कठोर अर्ध-कठोर, बिल्कुल पानी-सा, आकार में अथवा आकारहीन हो सकता है।

2. पेट में दर्द की शिकायत होती है।

3. मामूली से तेज बुखार हो सकता है।

4. भूख का न लगना, मितली, सिरदर्द, बदन-दर्द, चक्कर आना, बेचैनी और कमजोरी आदि महसूस होने जैसे मिले-जुले लक्षण भी दिख सकते हैं।

डायरिया कब घातक या जानलेवा साबित होता है?

कुछ लोगों को किन्हीं कारणों से दो-तीन पतले दस्त आते हैं, फिर सब कुछ

ठीक-ठाक हो जाता है। कुछ लोगों के साथ ऐसा न होकर इसके विपरीत उनकी हालत बदतर होती जाती है। निम्नलिखित स्थितियों में रोगी की स्थिति गम्भीर मानी जा सकती है।

1. जब उसे कई शौच (4-6 से ज्यादा) आ चुके हों, मल चाहे कठोर, अर्ध-कठोर अथवा पतला हो। कैसा भी हो।

2. रोगी की असामान्य अवस्था, त्वचा निस्तेज पीली और ठंडी पड़ जाती है और फिर बुखार और पसीना खूब आता है। बहरहाल, यदि ऐसा है तो यह फूॅड पायजनिंग (भोजन विषाक्तता) का संकेत है।

3. रोगी में निराशा, उलझन और बेचैनी के आसार भी नजर आ सकते हैं।

4. रोगी की जबान सूख जाती है तथा उसे बार-बार प्यास लगती है।

5. उसे अचानक कमज़ोरी महसूस हो सकती है वह चलने-फिरने में खुद को असहाय महसूस करने लगता है। साथ ही, उसका मन लेटे रहने का होता है।

6. उसकी नाड़ी धीमी पड़ जाती है। ब्लड प्रेशर घट जाता है।

7. बार-बार उल्टी हाती है। इसके अलावा लगातार बेचैनी और सिरदर्द की भी शिकायत रहती है।

ऐसी स्थिति में क्या करें?

डायरिया के रोगी के शरीर में जल तथा लवण (नमक) का सन्तुलन बनाये रखना बेहद जरूरी होता है। रोगी के शरीर का पानी जब पतले दस्त, उल्टी, पसीना, खून आदि के माध्यम से बाहर निकलने लगता है ऐसे में तुरन्त रोगी की शरीर में पानी की मात्रा को सामान्य बनाये रखना जरूरी हो जाता है। ताकि मस्तिष्क सहित शरीर के विभिन्न अंग प्रभावी ढंग से काम करते रहें। इसके लिये-

1. रोगी को खूब तरल पदार्थ दें। ऐसी स्थिति में सादा पानी देना बेहतर साबित होता है लेकिन ध्यान रहे कि पानी शुद्ध और स्वच्छ होना चाहिये। डायरिया की स्थिति में उबाला हुआ पानी देना ठीक रहेगा। पानी को भरपूर मात्रा में उबाल कर ठण्डा कर लें, ताकि बाद में भी इसका इस्तेमाल किया जा सके। रोगी को इतना ही पानी पिलायें जितना वह आसानी से पी सके।

2. नमक की कमी को पूरा करने के लिये रोगी को नारियल पानी-नमकीन मांड (चाावल का पानी), नमक युक्त नींबू रस (नींबू का रस ताजा होना चाहिये) तथा हल्की चाय पीने को दें। उल्लेखनीय है कि हल्की चाय शरीर के जल को रोक कर रखती है, जबकि कड़ी चाय (स्ट्रांग टी) पेशाब की मात्रा को बढ़ा कर शरीर में पानी की मात्रा को और भी कम कर देती है। बाजार में मिलने वाले इलेक्ट्रोलाइट पाउडरों जैसे इलेक्ट्राल आदि में से कुछ सुरक्षित, तो कुछ हानिकारक हैं। इसलिये डॉक्टरी सलाह के

बिना अनाप-शनाप जीवन रक्षक पाउडरों (इलेक्ट्रोलाइट पाउडरों) जैसे इलेक्ट्राल पाउडर को घोल रोगी को नहीं पिलाना चाहिये। कुछ जीवन रक्षक पाउडरों में नमक (लवण) की मात्रा इतनी ज्यादा रहती है उसे हाई ब्लड प्रेशर, दिल के मरीज व डायबिटीज आदि के रोगियों को देना खतरनाक साबित हो सकता है। ऐसे हालत में विश्व स्वास्थ्य संगठन (WHO) द्वारा सिफारिश की गयी ओरल रिहाईड्रेशन थेरेपी (ORT) को अपनाना ही सुरक्षित होता है रिहाईड्रेशन से बचने के लिए WHO ने ORT के निर्माण का जो उपाय बताया है, वह इस प्रकार है- एक ताजे नींबू का रस, दो गिलास पानी में निचोड़कर उसमें 5 चम्मच शक्कर और एक चुटकी नमक मिलाकर घोल दें। रोगी को यह शर्बत 15 से 30 मिनटों के अन्तराल पर पिलाते रहें। यदि रोगी कमजोर या मितली के कारण ज्यादा शर्बत नहीं पी सकता हो तो उसे घूंट दो घूंट करके यह जीवन रक्षक घोल पिलाते रहें। जीवन रक्षक घोल बनाने के लिये हमेशा बिल्कुल साफ जल का इस्तेमाल करें। वैसे, उबाले पानी से बनाया गया घोल ज्यादा सुरक्षित होता है।

3. रोगी का ग्लूकोज न दें। ग्लूकोज देने से रोगी को शौच ज्यादा होती है।

4. रोगी को ठण्डे कमरे में लिटा कर आराम करने दें। उसे धीरज बंधायें क्योंकि बेचैनी से शौच ज्यादा आती है।

5. यदि रोगी को मितली महसूस हो रही हो, तो उसकी जबान पर ताजे नींबू के रस की कुछ बूंदे निचोड़ दे या फिर नीबूं काट उसे चाटने के लिये दें।

6. रोगी को ठोस भोजन न दें। ऐसे भोजन से शौच बढ़ता है।

7. जब रोगी की हालत थोड़ी सुधर जाये और उसके शौच का अन्तराल कम हो जाये, तो घर की बनी दही, लस्सी, चावल उबाला सेब, केले की दलिया, भुना आलू-जेली और टोस्ट आदि उसे खाने को दें। ये सभी चीजें कब्ज पैदा करने वाली हैं।

8. थोड़ा-सा जीरा भूनकर पानी से देना। उपयोगी रहता है।

9. यदि पेट दर्द, हो तो थोड़ा-सा पुदीना रस या सोडा मिण्ट की दो गोलियां दे दें। इससे रोगी को राहत मिलेगी।

10. रोगी को बिना डॉक्टरी सलाह के कोई दस्त रोकने वाली दवा न दें। ये दवायें रोगी के लिये खतरनाक साबित हो सकती हैं।

11. यदि रोगी को उल्टियां बहुत ज्यादा हो रहीं हो, तो उसे फेनारगन (Phenergan) दें। यह एक सुरक्षित दवा है और बच्चों-बड़ों से लेकर नवजात शिशुओं को भी दी जा सकती है, बशर्ते दवा उचित मात्रा में दी जाये। इस दवा के विकल्प के रूप में डोम्पेरॉन (Domperon) का भी इस्तेमाल किया जा सकता है।

होमियो औषधि इपिकाक मूल अर्क में 10-15 बूंद दे सकते हैं।

12. यदि रोगी की उल्टी और शौच बन्द नहीं होता तो उसे फौरन डॉक्टर के पास या करीबी अस्पताल ले जायें।

दस्त–अतिसार की कुछ होमियोपैथिक औषधियां (लक्षणों के आधार पर)

- ठण्डी, खुश्क हवा लगने अथवा डर जाने के कारण होने वाली दस्तों की शिकायत। **एकोनाइट 30**

- जब दस्तों की शिकायत के साथ पेट में तेज दर्द होता है, खाते–पीते ही अनजाने में पाखाना निकल जाता है, मलद्वार के प्रति असुरक्षा की भावना बनी रहती है और पेट में हवा गड़गड़ाती है। **एलो 30**

- आघात या चोट के उपद्रवों के कारण लगने वाले दस्त। **आर्निका 30**

- जब फल व सब्जियां खाने, शराब पीने या बर्फ खाने, अथवा गर्मी में ठण्डा पेय पीने, सड़ा–गला खाना खाने से दस्त लग जाते हैं; पाखाना जलता हुआ, पानी जैसा पतला व गाढ़ा हरा। **आर्सेनिक एल्ब 30**

- खट्टे फल खाने या शरीर गर्म रहने पर ठण्डा पानी पीने के कारण होने वाले दस्त; सुबह–सवेरे लगने वाले दस्त बिस्तरे से उठकर भागना पड़ता है; खुश्क, फटे हुए होंठ। **ब्रायोनिया 30**

- दांत निकलते बच्चों को होने वाले दस्त, घास जैसा हरा पाखाना जिसमें अनपचे भोजन के कण, आंव या खून मिला रहता है और उससे सड़े हुए अण्डों जैसी गंध आती है। **कमोमिला 30**

- जब दस्तों की शिकायत के साथ पेट में तेज दर्द होता है व जिसमें सख्त दबाव देने और दोहरा होने से कुछ–कुछ आराम महसूस होता है। **कोलोसिथिस 30**

- जब अधिक खाना खाने के कारण बार–बार पाखाने की हाजत होती है तथा मल–त्याग से पहले पेट में दर्द होता है। **नक्स वौमिका 30**

- जब दस्त लगने के साथ उल्टी हो तथा माथे पर ठण्ड पसीना आये, साथ ही ठण्डा पानी पीने की तीव्र इच्छा हो और खिड़कियाँ खुला रखने की चाह हो। **वेराट्रम 30**

❑❑❑